消毒供应中心专科护士成长手册

主 编 任顾群 王岳娜

陕西新华出版传媒集团
陕西科学技术出版社
Shaanxi Science and Technology Press
——西 安——

图书在版编目（CIP）数据

消毒供应中心专科护士成长手册/任顾群，王岳娜主编. —西安：陕西科学技术出版社，2022.9
ISBN 978-7-5369-8483-7

Ⅰ.①消… Ⅱ.①任…②王… Ⅲ.①医院－消毒－管理－手册 Ⅳ.①R197.323-62 ②R187-62

中国版本图书馆CIP数据核字（2022）第105665号

消毒供应中心专科护士成长手册
任顾群 王岳娜 主编

责任编辑	闫彦敬 付琨
封面设计	曾珂

出版者	陕西新华出版传媒集团 陕西科学技术出版社
	西安市曲江新区登高路1388号陕西新华出版传媒产业大厦B座
	电话(029)81205187 传真(029)81205155 邮编710061
	http://www.snstp.com
发行者	陕西新华出版传媒集团 陕西科学技术出版社
	电话(029)81205180 81206809
印刷	广东虎彩云印刷有限公司
规格	787mm×1092mm 16开本
印张	20.5
字数	380千字
版次	2022年9月第1版
	2022年9月第1次印刷
书号	ISBN 978-7-5369-8483-7
定价	89.00元

版权所有 翻印必究

《消毒供应中心专科护士成长手册》
编委会

主　编　　任顾群　王岳娜
副主编　　崔海燕　任彩琴　唐　敏　周　荣
编　委　　（排名不分先后）
　　　　　杜保平　焦　群　李海青　刘廷凡
　　　　　孟艳婷　潘粉丽　孙　艳　王　欣
　　　　　武　琦　张珲娉　张蕾华　许远乐

目　录

第1部分　消毒供应科管理制度

1.1	科室工作制度 ……………………………………	（ 3 ）
1.2	质量管理制度 ……………………………………	（ 4 ）
1.3	灭菌物品召回制度 ………………………………	（ 5 ）
1.4	质量追溯制度 ……………………………………	（ 6 ）
1.5	与科室联系制度 …………………………………	（ 7 ）
1.6	仪器设备管理、保养及维修制度 ………………	（ 8 ）
1.7	监测制度 …………………………………………	（ 9 ）
1.8	查对制度 …………………………………………	（ 10 ）
1.9	安全管理制度 ……………………………………	（ 12 ）
1.10	压力容器（灭菌类）安全管理制度 ……………	（ 13 ）
1.11	医院集中供氧室安全管理制度 …………………	（ 14 ）
1.12	医院负压吸引站管理制度 ………………………	（ 15 ）
1.13	职业安全防护制度 ………………………………	（ 16 ）
1.14	消毒供应科物资管理制度 ………………………	（ 17 ）
1.15	外来器械及植入物提前放行制度 ………………	（ 18 ）
1.16	值班制度 …………………………………………	（ 19 ）
1.17	交接班制度 ………………………………………	（ 20 ）
1.18	参观接待制度 ……………………………………	（ 21 ）
1.19	借物制度 …………………………………………	（ 22 ）
1.20	去污区工作制度 …………………………………	（ 23 ）
1.21	辅助区工作制度 …………………………………	（ 24 ）
1.22	敷料包装区工作制度 ……………………………	（ 25 ）

1.23 检查包装及灭菌区工作制度 …………………………………（ 26 ）
1.24 灭菌工作制度 ……………………………………………………（ 27 ）
1.25 无菌物品存放区工作制度 ………………………………………（ 28 ）
1.26 回收下送工作制度 ………………………………………………（ 29 ）
1.27 保洁员工作制度 …………………………………………………（ 30 ）
1.28 人员应急调配制度 ………………………………………………（ 31 ）
1.29 精密器械管理制度 ………………………………………………（ 32 ）
1.30 精密器械损坏赔偿管理制度 ……………………………………（ 33 ）
1.31 消毒供应中心外来医疗器械管理制度 …………………………（ 34 ）
1.32 消毒供应室实习生管理制度 ……………………………………（ 35 ）
1.33 消毒供应科消毒隔离制度 ………………………………………（ 36 ）
1.34 器械管理制度 ……………………………………………………（ 37 ）

第 2 部分　消毒供应科岗位职责

2.1 主任岗位说明书 …………………………………………………（ 41 ）
2.2 护士长岗位说明书 ………………………………………………（ 44 ）
2.3 护士岗位说明书（清洗岗、收送岗）……………………………（ 47 ）
2.4 护士岗位说明书（包装岗、敷料岗）……………………………（ 50 ）
2.5 护士岗位说明书（灭菌岗、储存岗）……………………………（ 53 ）
2.6 质控员岗位说明书 ………………………………………………（ 56 ）
2.7 N4 级护士职责 ……………………………………………………（ 58 ）
2.8 N3 级护士职责 ……………………………………………………（ 61 ）
2.9 N2 级护士职责 ……………………………………………………（ 65 ）
2.10 N1 级护士职责 …………………………………………………（ 69 ）
2.11 N0 级护士职责 …………………………………………………（ 72 ）
2.12 精密器械清洗岗位职责 …………………………………………（ 75 ）
2.13 供氧值班员岗位职责 ……………………………………………（ 76 ）
2.14 节假日组长岗位职责 ……………………………………………（ 77 ）
2.15 保洁员岗位职责 …………………………………………………（ 78 ）
2.16 设备管理员岗位职责 ……………………………………………（ 79 ）

2.17 低温灭菌岗位职责 …………………………………………（ 80 ）
2.18 感染管理员岗位职责 ………………………………………（ 81 ）

第3部分 消毒供应科工作流程

3.1 回收及下送工作流程 …………………………………………（ 85 ）
  3.1.1 回收操作流程及操作标准 …………………………………（ 85 ）
  3.1.2 无菌物品下送操作规程及质量标准 ………………………（ 87 ）
  3.1.3 回收车/箱清洗消毒流程 ……………………………………（ 88 ）
  3.1.4 新型冠状病毒感染用物回收、下送流程 …………………（ 90 ）
  3.1.5 新型冠状病毒感染用物转运车处理流程 …………………（ 91 ）
3.2 去污区工作流程 ………………………………………………（ 92 ）
  3.2.1 去污区入室流程 ……………………………………………（ 92 ）
  3.2.2 去污区出室流程 ……………………………………………（ 93 ）
  3.2.3 清洗岗工作流程 ……………………………………………（ 94 ）
  3.2.4 手工清洗操作流程 …………………………………………（ 95 ）
  3.2.5 多关节/多齿槽等复杂结构器械手工清洗操作流程 ………（ 96 ）
  3.2.6 盆、碗、弯盘、缸清洗流程 ………………………………（ 98 ）
  3.2.7 常规器械（剪、钳、镊）清洗流程 ………………………（ 99 ）
  3.2.8 管腔类器械（脑压管、穿刺针、吸引器、硅胶管）清洗流程
        …………………………………………………………（100）
  3.2.9 眼科精密器械清洗流程 ……………………………………（101）
  3.2.10 口腔普通器械清洗流程 …………………………………（102）
  3.2.11 口腔手机清洗流程 ………………………………………（103）
  3.2.12 硬式内镜清洗流程 ………………………………………（104）
  3.2.13 软式内镜清洗流程 ………………………………………（108）
  3.2.14 胃肠活检钳手工清洗流程 ………………………………（110）
  3.2.15 外来器械及植入物清洗流程 ……………………………（111）
  3.2.16 外来器械处置流程 ………………………………………（112）
  3.2.17 电钻清洗流程 ……………………………………………（113）
  3.2.18 呼吸机管道清洗流程 ……………………………………（114）

- 3.2.19 湿化瓶/罐清洗流程 …………………………………（115）
- 3.2.20 喉镜清洗流程 ………………………………………（116）
- 3.2.21 简易人工呼吸器清洗流程 …………………………（117）
- 3.2.22 特殊感染器械处理流程 ……………………………（118）
- 3.2.23 污染生锈器械除锈流程 ……………………………（120）
- 3.2.24 过期物品处理流程 …………………………………（122）
- 3.2.25 新启用器械、器具清洗流程 ………………………（123）
- 3.2.26 医用清洗机（减压沸腾式）清洗流程 ……………（124）
- 3.2.27 清洗工具处理流程 …………………………………（125）
- 3.2.28 隔离衣清洗流程 ……………………………………（126）
- 3.2.29 防护面罩清洗流程 …………………………………（127）
- 3.2.30 拖鞋清洗流程 ………………………………………（128）
- 3.2.31 新型冠状病毒感染肺炎用物清洗消毒处理流程 …（129）
- 3.2.32 妇科膨宫机管路清洗流程 …………………………（131）
- 3.2.33 软式内镜清洗流程（胆道镜、支气管镜）………（132）
- 3.2.34 穿脱防护服操作流程 ………………………………（135）
- 3.2.35 超声刀手工清洗流程 ………………………………（136）
- 3.3 器械包装区工作流程 ……………………………………（137）
  - 3.3.1 检查包装区工作流程 ………………………………（137）
  - 3.3.2 检查装配流程 ………………………………………（138）
  - 3.3.3 闭合式包装流程 ……………………………………（139）
  - 3.3.4 普通器械（棉布、无纺布）包装流程 ……………（140）
  - 3.3.5 拆线盘、换药碗、持物筒包装流程 ………………（141）
  - 3.3.6 临床消毒缸包装流程 ………………………………（142）
  - 3.3.7 手术部消毒盆、碗盘、持物筒包装流程 …………（143）
  - 3.3.8 精密器械包装流程 …………………………………（145）
  - 3.3.9 密封式包装（纸塑包装）流程 ……………………（146）
  - 3.3.10 器械报废处理流程 …………………………………（148）
  - 3.3.11 器械检查与保养流程 ………………………………（149）
  - 3.3.12 器械、器具及物品清洗质量检查 …………………（151）
  - 3.3.13 器械、器具及物品功能状态检查 …………………（153）
  - 3.3.14 包装材料检查 ………………………………………（155）

3.3.15 硬式内镜及相关器械的检查与保养 …………………（157）
   3.3.16 成品布类包的检查 ………………………………………（160）
   3.3.17 封包流程 …………………………………………………（161）
3.4 敷料包装区工作流程 ………………………………………………（162）
   3.4.1 敷料区岗位流程 …………………………………………（162）
   3.4.2 抱产包制作的 SOP ………………………………………（163）
   3.4.3 产包制作的 SOP …………………………………………（164）
   3.4.4 骨科小包制作的 SOP ……………………………………（165）
   3.4.5 绝育包制作的 SOP ………………………………………（166）
   3.4.6 泌门敷料包制作的 SOP …………………………………（167）
   3.4.7 剖腹包制作的 SOP ………………………………………（168）
   3.4.8 剖胸包制作的 SOP ………………………………………（169）
   3.4.9 台布包制作的 SOP ………………………………………（170）
   3.4.10 胸科敷料包制作的 SOP …………………………………（171）
   3.4.11 胸科小包制作的 SOP ……………………………………（172）
   3.4.12 眼科台布包制作的 SOP …………………………………（173）
   3.4.13 衣服包制作的 SOP ………………………………………（174）
   3.4.14 医美敷料包制作的 SOP …………………………………（175）
   3.4.15 中单包制作的 SOP ………………………………………（176）
3.5 灭菌区工作流程 ……………………………………………………（177）
   3.5.1 低温灭菌岗操作流程 ……………………………………（177）
   3.5.2 高温灭菌岗操作流程 ……………………………………（179）
   3.5.3 灭菌操作规范 ……………………………………………（181）
   3.5.4 压力蒸汽灭菌物品卸载操作流程 ………………………（182）
   3.5.5 无菌物品储存区操作流程 ………………………………（183）
   3.5.6 无菌物品发放操作流程 …………………………………（184）
   3.5.7 高压蒸汽灭菌 B-D 测试流程 ……………………………（185）
   3.5.8 高压蒸汽灭菌 PCD 测试流程 ……………………………（186）
   3.5.9 高压蒸汽灭菌生物测试流程 ……………………………（188）
   3.5.10 高压蒸汽灭菌后物品发放判定流程 ……………………（189）
   3.5.11 低温环氧乙烷 PCD 测试流程 ……………………………（190）
   3.5.12 低温环氧乙烷生物测试流程 ……………………………（191）

3.5.13 低温环氧乙烷灭菌后物品发放判定流程…………………（192）
3.5.14 过氧化氢等离子灭菌器 STERRAD cYCLESURE 24 生物指示剂
监测流程 …………………………………………………（193）
3.5.15 过氧化氢低温等离子灭菌后物品发放判定流程…………（194）
3.5.16 低温甲醛蒸汽灭菌后物品发放判定流程…………………（195）
3.5.17 加急器械处置流程……………………………………………（196）
3.5.18 特锐多功能快速生物阅读器操作流程……………………（197）
3.5.19 3M过氧化氢等离子灭菌快速生物阅读器操作流程 ……（198）
3.5.20 新华低温蒸汽甲醛灭菌生物阅读器操作流程……………（199）
3.5.21 氧站管理员操作流程…………………………………………（200）

第4部分 消毒供应科设备操作规程

4.1 纯水设备操作规程 …………………………………………（203）
4.2 空气净化消毒机操作规程 …………………………………（204）
4.3 超声波清洗机操作规程 ……………………………………（205）
4.4 煮沸消毒槽操作规程 ………………………………………（206）
4.5 高温干燥柜操作规程 ………………………………………（207）
4.6 蒸汽发生器操作规程 ………………………………………（208）
4.7 空气压缩机操作规程 ………………………………………（209）
4.8 封口机操作规程（Hawo） …………………………………（210）
4.9 封口机操作规程（红柚） …………………………………（211）
4.10 高温快速生物阅读器操作规程……………………………（212）
4.11 蒸汽清洗机操作规程………………………………………（213）
4.12 高压水枪、气枪操作规程…………………………………（214）
4.13 高压蒸汽灭菌器操作规程（新华）………………………（215）
4.14 环氧乙烷灭菌器操作规程…………………………………（217）
4.15 过氧化氢低温等离子灭菌器操作规程……………………（219）
4.16 过氧化氢低温灭菌操作规程………………………………（220）
4.17 绝缘检测仪操作规程………………………………………（221）
4.18 手持快速ATP测试仪操作规程……………………………（222）

4.19	医用清洗机操作规程	(223)
4.20	低温真空干燥柜操作规程	(224)
4.21	新华自动清洗机操作规程	(225)
4.22	低温甲醛蒸汽灭菌器操作规程	(226)
4.23	医用液氧贮槽操作规程	(227)
4.24	新华医用干燥柜操作规程	(228)
4.25	新华MOST蒸汽灭菌器操作规程	(229)
4.26	医用红外线测温仪使用方法	(230)

第5部分 消毒供应科应急预案

5.1	消毒供应科应急管理流程	(233)
5.2	物资保障应急预案	(235)
5.3	火灾应急预案	(236)
5.4	地震应急预案	(238)
5.5	停水应急预案	(239)
5.6	停电应急预案	(241)
5.7	泛水应急预案	(243)
5.8	灭菌物品质量不合格应急预案	(244)
5.9	压力蒸汽灭菌器故障应急预案	(246)
5.10	蒸汽发生器故障应急预案	(248)
5.11	煮沸机故障应急预案	(249)
5.12	超声机故障应急预案	(250)
5.13	环氧乙烷气体泄漏应急预案	(251)
5.14	环氧乙烷灭菌器故障应急预案	(252)
5.15	纯水机故障应急预案	(253)
5.16	低温干燥柜应急预案	(254)
5.17	高温干燥柜应急预案	(255)
5.18	快速生物阅读器故障应急预案	(256)
5.19	烫伤应急预案	(257)
5.20	清洗不彻底应急预案	(258)

5.21 灭菌缺陷应急预案 …………………………………… （259）
5.22 液氧供应故障的补充应急预案 ……………………… （260）
5.23 过氧化氢等离子灭菌器故障应急预案 ……………… （261）
5.24 低温蒸汽甲醛灭菌器故障应急预案 ………………… （262）

第6部分　消毒供应科工作质量标准

6.1 环境管理 ……………………………………………… （265）
6.2 人员管理 ……………………………………………… （266）
6.3 医院感染管理 ………………………………………… （267）
6.4 质量管理 ……………………………………………… （268）
6.5 护士长管理 …………………………………………… （269）
6.6 人员分层级管理和合理排班 ………………………… （270）
6.7 关于双休人力资源紧急替代方案 …………………… （271）
6.8 各区域质量管理 ……………………………………… （272）

附　录

附录一　CSSD不同区域人员防护着装要求 ……………… （277）
附录二　CSSD各岗质量要求 ……………………………… （278）
附录三　外来医疗器械管理表格 …………………………… （284）
附录四　试用器械责任告知协议 …………………………… （288）
附录五　消毒供应中心各岗清洁消毒保养执行单 ………… （289）
附录六　消毒供应中心各岗设备保养执行单 ……………… （298）
附录七　陕西省消毒供应不良事件分级标准 ……………… （307）
附录八　新型冠状病毒感染疫情防控方案 ………………… （314）

第1部分

消毒供应科管理制度

1.1　科室工作制度

1. 严格执行消毒供应中心医院感染管理制度。
2. 根据工作需要，实行弹性排班，保证临床科室日常与急诊无菌物品供应需求。
3. 负责对全院复用的诊疗器械、器具和物品的清洗、消毒、灭菌以及无菌物品的供应，实施集中管理。
4. 严格执行查对制度及交接班制度。
5. 工作人员必须熟悉各类器械、器具和物品的性能、用途以及清洗、消毒、检查保养、包装和灭菌方法，严格执行处理流程，保证各类器械、器具和物品的完整，性能良好。
6. 各区人员相对固定，认真执行规章制度和技术操作流程，防范工作缺陷和不良事件的发生，同时做好个人防护。
7. 对一次性无菌物品及耗材设专人管理，定期盘点。严格执行申领、验收、保管、配送管理流程。
8. 设备设施定期维护保养，确保工作正常运行，大型设备有操作说明。
9. 分工明确，相互协作，共同完成各项任务，做好相关统计工作和各项记录，按要求保存。
10. 各级人员持证上岗。工作期间严密观察水、电、气运行状况，确保安全生产。下班前指定专人检查并负责关闭水、电、气及门窗。
11. 加强沟通，定期收集意见和建议，不断改进工作。

1.2 质量管理制度

1. 在科主任(或护士长)领导下,专人负责,成立科室质控小组,人员按区域分工负责,做好各个环节质量监管与检查,确保工作质量。

2. 建立健全各项质量评价标准、标准操作规范及流程等,根据上级卫生行政部门及行业标准要求及时修订完善。

3. 分级质控:

(1)设专职质量检测员,职责明确、责任到人,严格执行质量监测管理制度,做好各种检测,定期分析。

(2)组长每日现场质量控制,进行器械清洗质量和功能检测,并对清洗消毒、包装、灭菌过程进行督查。

(3)质控员每周抽查各岗位职责落实情况,发现问题随时反馈。

(4)护士长每周/月检查1次。

4. 严格执行交接班制度、查对制度,防止不良事件的发生。

5. 严格执行消毒技术规范,确保灭菌监测合格率达100%。

6. 每月召开质量管理小组会议1次及质量分析会,及时对不良事件进行讨论分析,促进质量持续改进。

1.3　灭菌物品召回制度

1. 物品召回包括灭菌器械、器具、物品及一次性不合格物品召回。

2. 发现问题物品后根据物品灭菌过程的记录、发放记录，查找该批次灭菌不合格物品流向。积极排查问题原因，制定改进措施。

3. 确定接收科室后，立即通知停止使用该物品或批次物品，并由消毒供应中心人员集中回收处理。

4. 批次召回包括发出或未发出的无菌物品。同时召回上次生物监测合格之后所有的灭菌物品。

5. 记录相关召回物品信息包括物品日期、时间、名称、数量、来源科室、处理方式、签名等。记录已使用的不合格物品的名称、数量、相关科室、病人信息等，并严密观察病人病情。

6. 召回物品按污染物品处理，遵循清洗→消毒→包装→灭菌原则。

7. 书写召回报告：包括召回原因、问题查找、处理结果、预防措施、统计数量（物品的种类、名称、数量）、记录处理过程（如重新处理或销毁）。

8. 一次性无菌物品在发放过程中发现质量问题立即报告采供中心，按采供中心相关规定执行。

9. 临床科室在使用一次性物品过程中发现质量问题，应立即停止使用，由消毒供应中心统一收回，记录备案，必要时报告感染办。

1.4 质量追溯制度

1. 消毒供应中心应进行质量控制过程的记录，包括从物品的回收、清洗、包装、灭菌到存储发放各个环节都应有记录，并按规范存档，并易于识别和追溯。

2. 清洗消毒和灭菌质量记录资料，保存期限分别应≥6个月和≥3年，内容包括：

（1）每天清洗消毒设备的运行状况（留存设备打印记录或手工记录）。

（2）每次灭菌器的运行参数及灭菌信息，包括灭菌日期，灭菌器锅号、锅次，装载的主要物品，灭菌程序号、数量、操作员签名等。

（3）灭菌质量的监测结果。

3. 各种手术器械包外应贴有信息卡，信息卡内容包括灭菌日期，灭菌器锅号、锅次，打包者姓名或代号，灭菌包的名称、失效日期等；或包含上述内容的信息标识。使用者在核对后将其贴于手术记录护理单上。

4. 临床质量反馈有记录及改进措施，妥善留存。

5. 当发现灭菌物品存在质量问题时，应根据器械包外信息卡内容进行质量追溯，查找原因，及时解决质量问题，并对同批次未使用的灭菌物品进行召回，重新处理，必要时汇报相关部门。

6. 专人定期收集分析临床反馈意见、建议，及时改进，不断提高工作质量。

1.5 与科室联系制度

1. 加强与职能部门的联系，保障设备、水、电管道维护及定期检查工作，保证CSSD工作的正常运行。

2. 与临床科室建立多种信息沟通渠道，了解需求及存在的问题，及时进行调查分析、改进和落实，提供优质服务措施如下：

（1）公开CSSD护士长24h热线电话，及时解决问题和困难。

（2）护士长每月深入临床科室征求意见1次。

（3）下收、下送时面对面直接沟通。

（4）实行"三首"工作，即首问负责制、首听负责制、首接负责制。

（5）实行岗位负责制及处理问题时效制管理。

（6）责任组长每月与分管科室进行沟通，并登记。及时向护士长汇报，在科内进行分析、制定措施、落实整改，提供优质服务。

（7）CSSD建立微信公众号及微信沟通群，通过微信发放温馨提示及服务指南并收集临床意见。

（8）护理部每季度发放"CSSD护士工作满意度调查表"，科内每月发放"CSSD护士工作满意度调查表"，建立不合格物品登记表、临床科室投诉登记表，有奖惩机制。

3. 护士长要根据临床科室对CSSD所发放物品的质量及使用的意见和库房物资保管情况，建立规范性工作流程，并及时告知临床科室相关信息，持续改进质量。

4. 护士长要掌握下收、下送情况及服务态度、服务质量情况，及时调整，改进工作。

5. 每月召开质量反馈、整改会议，将所收集临床科室的建议及意见进行分析整改，措施跟进并及时上报护理部。

6. 主动与院感控科联系，了解医院感染控制相关信息，持续改进工作质量。

1.6 仪器设备管理、保养及维修制度

1. 各区域仪器设备由各区组长负责管理，每日进行保洁，每周负责检查保养1次，有记录。
2. 仪器设备及相关档案资料由设备专管员负责，集中管理、定期检测、资料健全。
3. 大型设备建立"运行保障登记本"，一机一本，按照日常维护保养要求对仪器设备进行定期维护和清洁保养，有记录。
4. 使用人员按操作规范正确使用，精心维护，使设备保持完好状态。使用中严格观察设备运行情况；仪器出现故障，应立即通知专业维修人员进行检查维修，并做好登记、双方签名。
5. 严格执行仪器计量监测制度，压力表、安全阀等应按计量检测要求及时进行检测校正。
6. 特种设备操作人员必须接受岗前技术培训并持证上岗。特种设备按要求定期检测。

1.7 监 测 制 度

1. 科室设专人负责质量监测工作。
2. 对清洗剂、消毒剂、医用润滑剂、包装材料、灭菌耗材等进行资质合格性检查。
3. 登记并定期抽查消毒剂及监测材料的有效期。
4. 每日对使用中的酸化水、软水、纯水的水质等相关参数进行监测并记录。
5. 清洗质量监测：①每批次监测清洗消毒机的物理参数及运转情况，并记录。②每日采用目测、带光源放大镜等方法随机对清洗后器械、器具和物品进行清洁度检查。③每周随机抽取3~5个待灭菌的复用器械包，检查包内的所有器械及物品并记录。
6. 灭菌质量监测：按照规范要求对灭菌器及灭菌物品的物理监测、化学监测和生物监测：①压力蒸汽灭菌器每锅次进行物理监测、每日第一锅次空载进行B-D试验，每高危包内放置化学指示物、每包外放置化学指示物、每周进行生物监测。②过氧化氢低温等离子灭菌器每锅次进行物理监测、每灭菌包内放置化学指示物、每包外放置化学指示物、每日第一锅次进行生物监测。③环氧乙烷灭菌器每锅次进行物理监测、每包内放置化学指示物、每包外放置化学指示物、每批次做生物监测。④低温蒸汽甲醛灭菌器每锅次进行物理监测、每包内放置化学指示物、每包外放置化学指示物、每周做生物监测。⑤灭菌植入物每批次进行生物监测。⑥采用新的包装材料和方法进行灭菌时应进行生物监测。
7. 设备检测：①每日进行封口机密封性能的检测。②每年由相关部门进行灭菌设备及安全附件的检测。③每年对压力蒸汽灭菌器进行相关物理参数的验证。
8. 环境监测：无菌物品存放区、检查包装区每季度对物体表面、工作人员的手及空气进行卫生学检测。
9. 发现问题及时汇报，采取措施，立即改进，以保证质量。
10. 各种监测结果要认真登记，妥善保管。清洗、消毒监测资料至少保留≥6个月，灭菌质量监测资料至少保留≥3年。

1.8 查对制度

1. 物品回收查对制度：科别、品名、数量、性能、规格、污染程度及种类。
2. 配制消毒液、清洗液：查对原液品名、规格、有效浓度、配制方法、配制浓度和注意事项等。
3. 包装器械、物品查对制度：

1）包装前：

（1）器械物品查对：查对物品器械的种类、规格、数量、性能、清洁度。

包装材料查对：①纺织类：查对包布清洁度、有无破洞、规格大小。②无纺布类：查对灭菌方式、清洁度、有无破损及规格大小。③塑封袋开启前查对有效期。④硬质容器：查对（具体以产品说明书为准）盒盖、底座的边缘有无变形，对合是否紧密；盒盖垫圈是否平整、有无脱落；通气系统如使用滤纸和固定架，应检查固定架的稳定性、滤纸的完整性、清洁度；阀门型需检查通气阀、疏水阀固定是否紧密；内筐与外盒的匹配性；盒盖与盒体的匹配性。

（2）包外指示胶带：查对颜色是否正常，新开启包外化学指示胶带使用前查对有效期。

（3）凡是手术器械需双人核对器械的种类、规格和数量。

2）包装时：①查对物品种类、规格、数量、包内指示物。②查对选用包装材料的正确性。③塑封包装还需查对封口机的参数（时间、压力、温度）。

3）包装后：

（1）纺织类及无纺布包装材料：查对标签6项信息（物品名称、灭菌日期、失效日期、包装人、灭菌器编号、灭菌批次）是否完整；包的体积、重量、严密性、松紧度是否符合要求；包外指示胶带长度是否适宜。

（2）纸塑包装袋：查对密封性、封口距离及宽度是否符合要求；标签6项信息（物品名称、灭菌日期、失效期、包装人、灭菌器编号、灭菌批次）是否完整。

(3)硬质容器：闭锁装置是否完好；标签6项信息（物品名称、灭菌日期、失效期、包装人、灭菌器编号、灭菌批次）是否完整。

4. 灭菌：

(1)灭菌前：查对设备的温度、压力、时间等物理参数是否在正常范围；程序选择是否与物品匹配；灭菌物品的灭菌方式是否正确、装载是否规范。

(2)灭菌时：查对设备的温度、压力、时间等运行物理参数是否正常。

(3)灭菌后：①压力蒸汽灭菌：查对BD测试包化学指示物、管腔PCD、生物监测包包外化学指示物、5类化学指示卡、包外化学指示胶带变色是否合格。生物监测结果查看是否及时、记录是否完整准确、变色是否正常；物理参数打印结果是否正常完整。②过氧化氢低温等离子灭菌：查对包内包外化学指示物变色是否合格、生物监测结果查看是否及时、记录是否完整准确、变色是否正常；物理参数打印结果是否正常完整。③环氧乙烷：查对包内包外化学指示物变色是否合格。生物监测结果查看是否及时、记录是否完整准确、变色是否正常；物理参数打印结果是否正常完整。④低温蒸汽甲醛：查对包内包外化学指示物变色是否合格。生物监测结果查看是否及时、记录是否完整准确、变色是否正常；物理参数打印结果是否正常完整。

5. 储存发放：

(1)卸载摆放：①高温灭菌物品：包外化学指示胶带变色及批量监测包是否合格；标签的6项信息（物品名称、灭菌日期、失效期、包装人、灭菌器编号、灭菌批次）是否齐全；有无湿包；包装是否清洁、完整、严密；纸塑包装袋的密封性、封口距离及宽度是否符合要求；硬质容器还需查对盒盖、底座的边缘有无变形，对合是否紧密，闭锁装置完好（锁扣完好、热敏锁伸出）。②低温灭菌物品：包内包外化学指示物变色是否合格，标签的6项信息（物品名称、灭菌日期、失效期、包装人、灭菌器编号、灭菌批次）是否齐全；包装的闭合完好性。

(2)发放：查对包装是否清洁、完整无破损、包装严密性良好；标签的6项信息（物品名称、灭菌日期、失效期、包装人、灭菌器编号、灭菌批次）是否完整；包外化学指示物变色是否合格；塑封袋封口的密封性、变色情况、封口距离及宽度是否符合要求；硬质容器的闭锁装置是否完好（锁扣完好，热敏锁伸出）。

6. 库房：物资入库必须查对：采供订单、合格证、厂家批号、品名、规格、数量、质量、灭菌日期及有效期。

1.9 安全管理制度

1. 成立以科主任(或护士长)负责的科室安全管理小组。
2. 严格遵守医院各项安全管理条例及制度。
3. 定期进行应急预案演练,掌握应急预案处理流程,发生应急事件应立即启动应急预案。
4. 熟练掌握消防器材的使用。消防设备专人管理,定期检查,随时保证消防设施的完好性。掌握防火知识,正确使用灭火器材。对易燃、易爆、危化物品加强管理,专人负责。
5. 不得擅自对科室内建筑设施自行拆除或改建。
6. 操作全自动清洗消毒机、超声清洗机、干燥柜等设备时严格遵守操作规范。
7. 压力蒸汽灭菌器及低温灭菌器由专人负责,持证上岗,做好灭菌器日常维护。
8. 仪器设备专人管理,做好日常保养维护,定期检修,严防事故的发生。
9. 每日下班前检查水、电、气、设施设备和门窗。做好节假日前的安全检查,并有记录,消除安全隐患。
10. 做好职业防护,防止工作中受到职业暴露的伤害。
11. 工作区禁止吸烟,消防通道保持通畅。

1.10 压力容器(灭菌类)安全管理制度

1. 办理压力容器使用登记,建立压力容器技术档案,包含制造单位的产品质量合格证明、使用维护说明书等文件。

2. 建立健全压力容器安全管理制度,制定压力容器安全操作规程。

3. 压力容器实施年度第三方检测,根据《特种设备安全监察条例》由质量管理监督部门按相关规定进行检定并签发监督检验合格证书,方可使用。

4. 组织开展安全检查,定期进行自查,并且做出记录。

5. 操作使用人员进行定期巡检,督促操作人员做好日常使用记录和日常常规保养工作。

6. 压力容器及其安全附件、安全保护装置、测量调控装置及有关仪器仪表,进行定期保养,发现问题的及时更换并做好记录。

1.11 医院集中供氧室安全管理制度

1. 非工作人员不得擅自进入机房。
2. 操作人员必须了解和掌握安全操作知识和维修保养技术。
3. 站内不得存放易燃易爆物品和其他杂物。
4. 站内必须通风良好。
5. 站内不允许有可燃或易燃气、液管线和裸露供电导线穿过,所有电器应采用防爆型。
6. 站内应设有灭火器材,消防器材应定期维修保养。
7. 站内严禁烟火,如明火作业需到保卫科办理动火证,并有专人警戒。
8. 操作人员不得擅自离开岗位,经常监视各种仪表的工作情况并做好记录,发现故障要及时排除、汇报。
9. 站房内应整洁干净,每日小扫除 1 次,每周大扫除 1 次。
10. 离开站房时,应关好门、窗、水、照明电并锁好门。

1.12 医院负压吸引站管理制度

1. 控制柜上所装电接点压力真空表其上、下限示数已正确调试,不得随意变动,以保证系统正常工作。

2. 机器启动时,应检查地线是否连接牢固。

3. 在机器运转过程中,如发现泄漏、异常杂音或震动等情况,应立即停机检查,待查明原因,排除故障后方可使用。

4. 为确保水环泵的正常工作,机房内气温不得低于0℃,并严禁在无水状态下启动机组,以免损坏水环泵。

5. 经常保持水箱中的水清洁,发现水浑浊时,应及时进行更换。

6. 为保证机组正常的运转,应注意保持水箱中的水位,如发现水位下降应及时补充清洁水;如连续运转至水箱中的水温升高(35℃以上)导致负压值和抽气速率降低时,应将水箱出口排水阀打开,排放部分温水,同时注入适当清洁水即可。

7. 每隔半年,应将排污罐下面的阀门打开,排放1次污物,排放后随即将阀门关闭。

8. 加强管道系统气密性检查,如发现泄漏或胶管老化,应及时更换,否则会使负压值达不到上限值,导致机器不能停机,长期运转。

1.13 职业安全防护制度

1. 加强工作人员标准预防教育，提高自我防范意识，掌握相关防护措施。
2. 配备充足的防护用品，专人管理，定期检查，保证防护用品的完好性。
3. 在回收及处理污染物品过程中要穿戴好防护用品，有效隔离污染源：①在病房回收时戴圆帽、手套，必要时戴口罩。②在去污区分类，清点，机械清洗装载，手工清洗时戴圆帽、手套、口罩，穿专用鞋、防水隔离衣或者防水围裙，戴护目镜或者防护面罩。缝合针、刀片拆卸时必须借助器械，不得徒手操作。③在水面下刷洗器械，使用水枪、气枪时在防护罩内操作，使用超声波清洗时应盖好盖。④检查包装灭菌区戴圆帽，穿专用鞋。必要时戴手套及口罩。⑤无菌物品存放区戴圆帽，穿专用鞋。
4. 在进行每项操作时，防止锐器或沾有血迹、体液的器具刺伤，如刺伤后应立即启动锐器损伤的应急预案。
5. 重视洗手程序，坚持操作前后认真洗手。
6. 掌握化学消毒剂的性质、配制方法及注意事项。
7. 在搬运、配制、使用化学消毒剂时，应穿戴防护用品，尽量避免原液与皮肤直接接触，如被化学消毒剂喷溅到眼部、皮肤黏膜，立即用清水清洗。
8. 使用低温环氧乙烷灭菌器时同时开启环氧乙烷气体浓度报警装置，一旦出现泄露，立即启用环氧乙烷泄露应急预案。
9. 防止电器损害，防止漏电、电线损坏、短路引起的火灾。
10. 防止物理损伤，根据力学原理，正确应用提、拉、伸等技巧和姿势。
11. 防止机械危害，工作人员应经培训，严格按厂家使用说明书进行各项操作。
12. 进行煮沸消毒、高温灭菌时注意使用防护用品，防止烫伤。
13. 工作人员每年进行体格检查，并建立健康档案。

1.14 消毒供应科物资管理制度

1. 护士长全面负责科室物资管理，各项物品应分类，指定专人建立账目。根据需要配备所需物品基数和周转数量。

2. 所有物资建立入库、出库登记记录，每月大清点 1 次，核对账目，做到日清月结，使账账相符、账物相符。如有丢失应寻找原因，改进管理方法。

3. 库房内的物品应放置整齐、有序，妥善保管。

4. 贵重物资有专人管理，建立使用登记卡。注明使用注意事项，定期维修保养。管理人员要做到熟悉器械的性能和使用方法，保证性能良好。

5. 贵重医疗仪器、院内周转使用等物品，各班应严格交接、登记签名，如接班后发生丢失或损坏，由接班者负责。

6. 科室内物资私人一律不得借用；科室之间借用物品须办理借用手续。

7. 各科室或个人损坏医疗设备时，应由责任者填写损坏报告单，酌情进行赔偿。

1.15　外来器械及植入物提前放行制度

1. 外来器械及植入物应生物监测结果合格后方可放行，并履行放行结果核对双签名。

2. 外来器械及植入物提前放行应满足以下原因之一：①危及生命；②肢体坏死。

3. 生物监测结果未出来之前，如科室急需使用，需由科室主任填写《外来器械/植入物提前放行申请单》，交 CSSD 护士长认可，方可放行，并做好与临床科室和手术室交接，在记录本上注明提前放行的原因。

4. 提前放行的植入物生物监测结果出来后，必须将结果第一时间向手术室和临床科室汇报，并做好记录。

5. 外来植入器械需双人核查包的质量后签名放行，并和手术室交接，有签名。

1.16 值班制度

1. 值班者按要求着装规范、整洁。
2. 值班期间应坚守岗位，认真履行职责。压力容器操作者应持有特种设备操作证书。
3. 进修护士、研究生、规范化培训学生、实习学生等不能单独值班。
4. 节假日及护士长不在时，所有上班人员一律要服从当日负责护士的安排，默契配合做好工作，高年资护负责指导并检查低年资护的工作，以防护理差错、事故的发生。
5. 严格履行查对制度和交接班制度。
6. 值班人员除了完成护理任务外，应定时巡视科室及周边环境，负责水、电、气等安全使用，确保不出意外。
7. 如有紧急任务或突发事件，应立即通知护士长。

1.17　交接班制度

1. 集体交班时全体人员着装整齐，交班内容简明扼要，条理清楚，重点突出。详细记录交班内容，未在岗人员上岗后及时阅读交班记录，并签名，确保内部信息传达到位。

2. 工作岗位交班时严格按照工作流程进行交接班，建立物品登记交接本，物品如有损坏、遗失等应注明并及时（当面）说明。外借物品应有借物单。

3. 操作人员在机器设备运转过程中，坚守岗位，不得擅离职守，如有特殊情况需要离岗，应向组长请假并向替班者交代注意事项。

4. 当班者必须按要求完成本班工作。如遇特殊、意外情况未完成本班工作，必须详细交代，必要时进行书面交班。

5. 各区人员应加强仪器、设备及贵重物品的交接，遇到重大问题（如机器设备发生故障、丢失等），应及时汇报。

6. 接班时如有不明白立即询问，当面交清。内容包括：①去污区：回收器械的数量、质量、回收登记单、清洗机、水、电、计算机等运行情况。②检查包装区：配包、敷料、计算机及各种登记等情况，条码系统、各种耗材等。③灭菌区：高低温灭菌设备的运行状态，BD、批量监测、生物监测结果，以及电、气等情况，包括各种记录。④无菌物品存放区：各种物品的基数、失效期、借条、欠条、计算机、手持机及各种记录等。

7. 交班者与接班者需现场交接班，接班时发现问题由交班者负责，接班后出现问题由接班者负责。

8. 接班者未到时，交班者不得擅自离岗。

9. 保持室内整洁，物品归位放置。

附：五个不交不接

①本班任务没有完成不交接。②区域环境不整洁不交接；③用过物品处置不当不交接；④急救物品不齐不交接；⑤工作人员衣着不整齐不交接。

1.18 参观接待制度

1. 所有来访同行需经医务部或护理部批准,在科主任处备案,由护士长统一安排,指定人员接待。科室其他人员不得私下接待任何来访人员。报备登记需要记录:来访人员的单位、人数、时间及参观时间。

2. 接待者热情接待,参观者需遵守科室各区出入流程和防护标准。

3. 接待过程中应遵守医院和科室相关制度以及保密原则,不能准确回答的问题及时向上级反馈。

4. 接待过程中参观人员提出超越预定接待项目的应向上级请示后再做决定。

5. 参观人数较多时,应提前预约,分批进入。

6. 对参观人员在参观过程中提出的建议、意见应做出解释,并做好相关记录。

7. 同行进修或短期培训,需到相关部门办理手续。

1.19　借物制度

1. 适用于可重复使用的无菌诊疗器械借取。
2. 临床科室填写《借物单》，内容包括：科室、品名、借物人姓名、电话，盖有科室专用借物章、教授印章。
3. 借物人携带清洁、匹配的无菌物品转运箱进行物品转运。
4. 严格遵守手卫生制度，接触无菌物品前后应洗手或手消毒。
4. 工作人员遵循先进先出、近期先发、远期后发的原则进行物品发放，并严格执行消毒供应中心查对制度。
5. 双方核查并登记。

1.20 去污区工作制度

1. 适用于重复使用后的医疗器械、器具、物品的回收、分类、清点、核查、清洗、消毒、干燥处置。

2. 工作人员应在缓冲间遵循标准预防原则，人员防护着装要求正确佩戴个人防护用品，离开该区域应按七步洗手法洗手、更衣、换鞋、脱去个人防护用品。有效落实职业防护及消毒隔离制度。

3. 对回收的可重复使用的诊疗器械、器具、物品进行清点、核查、分类、清洗、消毒、干燥等工作，应按技术操作标准中的步骤、方法、要求进行去污处理。根据不同的器械物品、不同材质、精密程度选择相应的清洗、消毒、干燥的方法。按操作程序、注意事项妥善处理，达到有效的去污处理并保持器械的使用性能。

4. 该区车辆、容器等用物应专区专用，有明显洁污标识，严禁混放。

5. 各类清洗机中的专用筐架、周转车应配套使用，使用后应清洗消毒干燥备用。手工清洗的用具、清洗池、容器应每天清洗、消毒、干燥存放。

6. 上班前打开水、电、气，下班前物品归位，整理好室内卫生，关闭水、电、气。

1.21　辅助区工作制度

1. 工作时间更衣换鞋，着装整洁。
2. 更衣室仅限工作人员更衣，更衣柜内按要求存放衣服及洗涤用品；浴室供本室人员使用，非本室人员一律禁止使用。
3. 会议室供交班、业务学习、中心议事、观看电视晨会、接待外事人员、处理工作中业务，应随时保持室内整洁。
4. 休息室仅供值班人员休息，应保持床单整洁、平整。
5. 消毒供应中心工作区域内禁止吸烟。
6. 其他按消毒供应中心工作制度执行。

1.22　敷料包装区工作制度

1. 按规定着装，遵守劳动纪律。
2. 严格遵守消毒隔离制度，工作人员按七步洗手法进行手卫生清洁后才能进入，必要时戴口罩。
3. 经清洗、消毒、干燥后的医用敷料通过传递门（窗）进入该区，未经清洗处理的敷料不得进入该工作区。
4. 每班工作人员对物体表面进行清洁。
5. 负责敷料的分类整理、包装，按标识规范放置，并保持一定的基数备用。
6. 严格执行敷料的整理、检查、成包工作流程，认真落实查对制度，确保工作准确无误。
7. 负责检查敷料的清洁度，要求无污渍、无破损、除四周外无缝线，并按临床科室要求折叠归类。
8. 对清洗效果不佳的布类，退回洗涤公司重新进行清洗。
9. 各种规格的敷料使用应与工作量相符，不得浪费。
10. 工作结束后做好区域整理、查对、交班、手卫生。

1.23 检查包装及灭菌区工作制度

1. 适用于对清洗后的医疗器械的整理、检查、保养、装配、包装、灭菌等技术操作。

2. 人员应经过清洁区的缓冲间，按七步洗手法进行手卫生清洁后才能进入，必要时戴口罩。

3. 每日操作前进行台面清洁。

4. 经清洗、消毒、干燥后的复用器械应通过双扉的全自动清洗机在检查包装灭菌区一侧的门进入该区，未经过清洗消毒处理的器械不得进入该工作区。严禁与工作无关的物品进入该区，该区使用周转车辆不得随意出入，必须进入的需进行去污处理，清洁后方可进入，应保持该区的清洁度。

5. 检查包装人员应严格执行器械、器具、敷料及包装等质量控制，对每件器械、器具、敷料应进行检查，不合格物品禁止使用。认真落实查对制度，确保包内容物准确无误。应按照 WS310.2 中的要求对器械的查对与保养，包装的步骤、方法及要求，灭菌的方法及注意事项等技术操作流程进行工作。

6. 各班人员按职责要求，根据每周使用的敷料等配包类耗材的使用量合理申领与储存，保证供应，避免浪费。配包人员根据每日手术需要量准备相应物品。

7. 灭菌员应经过专业培训、持证上岗，认真按照相应的标准要求进行各类灭菌设备的操作。应掌握各类灭菌操作程序、灭菌参数、班前准备、灭菌器材装载等标准。应观察灭菌过程中的运行状况，发现异常应及时处理，认真履行岗位职责。

8. 该区域的管理人员应落实质量管理追溯系统，保证质量控制过程相关记录的完整性、真实性，出现质量问题能达到有效的追踪管理。应监督检查工作各环节的质量控制，督促该区人员落实规章制度、岗位职责、规范行为，出现质量问题应及时报告。

9. 保持该区域的环境卫生。

1.24 灭菌工作制度

1. 灭菌人员必须具有"特种设备作业人员证""消毒员培训证",严格执行岗位职责、规章制度、操作规程。
2. 熟练掌握灭菌技术,熟悉灭菌器的性能和特点,保证及时灭菌,灭菌合格率为100%。
3. 按要求做好每次记录,双人审核签字,记录保存≥3年。
4. 灭菌时,不得擅自离岗,要密切观察灭菌器的数据变化和工作情况,发现异常,立即上报。
5. 每批次灭菌过程均应进行物理监测,并有关键参数记录。
6. 每个灭菌物品都进行化学监测。
7. 预真空压力蒸汽灭菌器每天第一锅次进行B-D试验,合格后方可进行灭菌。
8. 定期对所使用的消毒剂、灭菌剂及其他化学制剂进行监测。
9. 配合院感科对医疗器械进行灭菌效果的监测。
10. 外来器械、植入物每批次进行生物监测,双人查对合格后方可放行。
11. 不同灭菌设备按照WS310.3的相关规定进行生物监测。
12. 新灭菌器使用前,包装材料、摆放方式、程序选择方式等改变时,均必须先进行生物监测,合格后才能采用。
13. 大修、移机、新安装的灭菌器需行3次空锅生物监测、3次空锅B-D监测合格后才能使用。
14. 凡是监测不合格的,应立即停用灭菌器使用,查找原因,进行持续改进。

1.25 无菌物品存放区工作制度

1. 适用于灭菌合格的无菌医疗器械包、敷料包及去除外包装后的一次性无菌物品存放、发放的区域,为清洁区。
2. 该区人员相对固定,专人负责。
3. 经灭菌后的器械包、敷料包应通过双扉的高压蒸汽灭菌器在无菌物品存放区的一扉操作侧门进入该区,一次性无菌物品通过专用传递窗进入,严禁未经过灭菌的物品及发出未使用的无菌包等进入该区。该区使用的周转车辆不得随意出入,所有器械包、敷料包经过专用发放通道进行发放,应保持该区的清洁度。
4. 注意手的卫生,接触无菌物品前后应洗手或手消毒。
5. 工作人员在进行灭菌后器械包、敷料包的卸载时首先检查批量监测是否合格,再认真检查无菌包的包装完整性、包的干燥程度、包外指示物变色情况、包外标识日期否正确。确认合格后按标识、有效期顺序分类放置在存放架上。
6. 达到存放标准:温度控制在24℃以下,湿度为70%以下;棉布包装有效期为14d;一次性医用皱纹纸、医用无纺布、一次性纸塑袋及硬质容器包装的灭菌器械有效期为180d。
7. 随时保持该区环境、物表、地面清洁,确保符合国家卫生标准和要求。
8. 严格执行相关操作流程,遵循先进先出、近期先发、远期后发的原则进行物品发放,并严格执行消毒供应中心查对制度。
9. 规范发放、及时清点基数并登记,确保临床所需。
10. 消毒物品与无菌物品应标识醒目清楚,分区、分架存放。

1.26　回收下送工作制度

1. 坚持以临床为中心,满足临床无菌物品的供应,按规定时间及时下科室回收污染物品和发放无菌物品。
2. 工作人员服务态度热情主动,解释耐心细致,着装规范。
3. 下送、下收遵循封闭式运送原则,在运送过程中不开包、不开箱。
4. 下送与下收容器车辆不得混用。
5. 下收、下送应按照规定的路线或专用电梯到达科室。
6. 下收、下送人员在物品交接过程中,认真执行查对制度和交接手续,填写回收及发放领物登记,做到账物相符。
7. 每日下收、下送工作结束后,下收、下送人员分别负责运送车的冲洗消毒、干燥,存放于专用房间,并负责该室内的清洁卫生整理工作。
8. 下收、下送人员应随时听取、积极征求科室的意见,并及时向护士长反映,以便及时进行工作,更好地满足临床工作的需求。
9. 严格遵守消毒隔离制度,洁、污车辆分区清洗、消毒、存放。

1.27 保洁员工作制度

1. 严格遵守医院的各项规章制度,服从护士长和护士的管理。
2. 上班时坚守岗位、不玩手机,不脱岗,按规定着装。
3. 所有清洁卫生工作必须采用湿式打扫。
4. 所有含氯消毒液的配制、浓度监测由工作人员完成。
4. 各工作区台面、桌、椅、传递窗用含氯消毒液 500mg/L 擦拭 2 次/d。
5. 工作区地面用含氯消毒液 500mg/L 拖地 2 次/d。
6. 设备表面、储物架、柜、抽屉用含氯消毒液 500mg/L 擦拭 1 次/d。
7. 各工作区墙壁、顶棚清洗擦拭 1 次/周。
8. 吊顶送风口表面清洁擦拭 1 次/周。
7. 回风口格栅清洁擦拭 2 次/周,回风口过滤网清洗消毒 1 次/周。
8. 传递窗内紫外线灯管用 75% 酒精擦拭 1 次/周。
9. 厕所、洗漱间每天清扫 4 次(上、下午各 2 次),消毒液拖地 2 次,有污迹时随时清理,每周彻底打扫 2 次。

1.28　人员应急调配制度

1. 人力资源紧急调配小组由科主任(护士长)担任组长、护士长(副护长)任副组长、科室小组长为组员,受主管院长及护理部的直接领导,确保在紧急情况下能迅速调配工作人员到位。

2. 组长有权根据组内工作量对组内人员的岗位分工做适当调整,组内调整无法满足时,请护士长协助解决。工作量突然剧增、节假日或夜间值班人员因特殊原因不能继续工作者,由护士长及时调配人员上岗。

3. 因供水、供电、供气及设备故障,由科主任、护士长安排维修人员上岗。

4. 凡遇重大自然灾害、突发重大事件需要紧急提供相应物资时,科主任(护士长)统一调整,库管人员为主,根据需要调动人员,以医院大局为主,不得以任何理由推诿、拒绝。

5. 应急调配小组人员保持24h通信通畅,接到电话及时参与指令性工作。

6. 全科所有人员都要服从科室的工作安排和调配,努力工作,完成任务。对积极服从科室安排,工作中做出成绩者给予奖励;对工作不负责任,不服从分配和调动,造成不良后果者,根据情节轻重给予纪律处分。

1.29　精密器械管理制度

1. 专人管理。负责精密器械申领、报废工作，有完整的入库、出库、盘库、使用等相应记录，合理库存。

2. 掌握器械使用的基本情况，建立各科器械的基数与周转数，合理库存，定期盘点，做到账物相符。

3. 新医疗器械接收时应根据有关标准和合同质量条款对器械进行质量验收。

4. 在器械清洗、检查、包装、交接等环节中检查器械数量、外观、功能，建立操作规范，正确拆卸、维护保养和组装。

5. 完善精密器械维护制度。根据不同器械的维护特点，采用正确的维护方法，如正确的器械润滑，保持器械功能完整性，减少生锈腐蚀等。进行操作培训，正确拆卸、维护保养和组装。延长器械寿命，降低医院器械的购置成本。

6. 精密器械的灭菌、监测、发放应严格按照国家行业标准要求进行。

7. 精密器械应遵循生产厂家说明书和指导手册进行清洗、消毒、灭菌。

8. 新进精密器械应及时了解器械性能、用途及清洗、灭菌方式，厂家应提供说明书，并有培训记录签名。

9. 器械放置有序、有保护装置，装载容器符合要求。

10. 执行报废程序时，对不合格产品应做好控制性管理，并及时更换。手术器械经多年使用有自然损坏，确认已失去维修价值时，应上报科室，填写报废单，经科主任（或护士长）批准后上报医院国资科。

11. 发生精密器械损毁应按照不良事件进行汇报处理，对责任人按照科室绩效考核制度进行处罚。

1.30　精密器械损坏赔偿管理制度

1. 为增强科室员工爱护精密器械的责任心和自觉性，加强精密器械管理，避免因精密器械损坏、丢失而造成的损失，特制定本办法。

2. 科室应加强精密器械的管理，制定科学的保管、检验、维护、使用制度及必要的技术操作规程，建立精密器械档案，做好精密器械管理工作。

3. 因责任事故造成精密器械损坏、丢失的，均应赔偿。科室在考虑赔偿责任时，应根据事故具体情节、资产性质、价值大小、当事人的事后态度等具体分析，责令赔偿损坏、丢失精密器械的全部或部分或免予赔偿。

4. 因下列原因造成精密器械损坏、丢失者，属于责任事故，应照章处理，予以赔偿：

（1）未按照精密器械的使用说明书进行处置操作。

（2）处置过程中，由于自身的粗心大意操作或使用蛮力、暴力等导致精密器械损坏。

（3）由于发放人员不负责任，以及领、发、借不按规定手续办理，造成精密器械丢失或被盗。

（4）由于其他原因造成仪器设备、器材损坏、丢失的责任事故。

5. 由客观原因造成仪器设备、器材的损坏，经过鉴定或有关负责人证实，可不赔偿：

（1）因精密器械本身的缺陷或使用频次，接近损坏程度，在正常使用时发生的损坏和合理的自然损耗。

（2）因手术操作本身的特殊性所引起的器械损坏，确实难于避免的。

（3）经过批准，试用的精密器械在试用过程中虽采取预防措施而仍未能避免的损失。

（4）自然灾害或其他不可抗拒的意外事故。

6. 凡属责任事故造成的精密仪器损坏、丢失，应责令当事人进行检讨，予以适当的批评和处分并分担赔偿费，并根据绩效考核管理制度进行扣罚。

1.31　消毒供应中心外来医疗器械管理制度

1. 凡进入 CSSD 的外来医疗器械应经过医院采购部门招标、资质审核、提供名单后方可进入医院 CSSD 进行处理。CSSD 不得接收处置未经注册、过期、淘汰的外来医疗器械。

2. 首次送达器械时，器械公司应提供明确器械数量、清洗和消毒方法及灭菌参数等的使用说明书，并进行现场指导与培训；CSSD 应根据说明书提供的参数进行参数验证并做好备查记录；器械公司对新增器械有责任随时指导培训。

3. 所有外来手术器械应在医院 CSSD 清洗、消毒、灭菌后方可使用，手术室和手术科室不得直接使用未经本院 CSSD 处理的外来手术器械。

4. 盛装外来医疗器械的容器应清洁，使用后的器械应经 CSD 清洗消毒方可交还器械供应商。

5. 手术科室应督促器械供应商及时将器械送达消毒供应中心，保证器械足够的处置时间。择期手术最晚应于术前日 15 时前将器械送达 CSSD，急诊手术应及时送达（至少 3h 以上），保证足够的处置时间。

6. 植入物应每批次进行生物监测，生物监测结果合格后方可放行；紧急情况灭菌植入物器械时，可在生物 PCD 中加入第 5 类化学指示卡，作为提前放行的依据。

7. 所有外来医疗器械及植入物均应实行全程追溯管理，建立每套外来医疗器械及植入物的接收、清洗、消毒、灭菌的过程记录、监测信息、手术医生及患者信息等。

8. 手术科室应对植入物使用患者进行严密观察，发生或可疑医院感染时，及时向控感办报告，及时进行感染原因调查，并采取应对措施。

9. 对未能履行协议，不能提供器械说明书，或对医院感染事件应负主要责任的生产厂家或供应商，医院将终止协议。

1.32　消毒供应室实习生管理制度

1. 严格遵守医院的各项规章制度，服从护士长和带教老师的管理，实习期间病、事假按照实习学生请销假管理规定执行，经过科室和护理部批准后，请假条交由科室备案。

2. 实习学生进入科室实习前，须完成科室组织的岗前培训，包括科室介绍、人员构成、工作内容等基本概况，学习规章制度及带教计划。

3. 上班时坚守岗位、精神饱满、注意力集中，礼仪行为规范符合护士职业要求，按规定着装，不戴首饰（戒指、耳环、手链）、不化浓妆、不染有色指甲油，待人接物应注意文明礼貌。

4. 在老师指导下完成各项护理工作、开展健康教育和心理支持等，严禁独立顶班和单独实施各项护理操作。若怀疑发生差错事故，应立即向带教老师及护士长报告。

5. 注意人身安全，做好自我防护，避免针刺伤的发生，如不慎刺伤应及时处理并逐级上报。

6. 每轮实习结束时，书写自我鉴定或实习小结，要求字迹清楚。

7. 按时参加护理部及各科室组织的教学培训课程，不得迟到早退，并做好听课笔记，尊重老师，遵守课堂纪律。

8. 对学生在实习过程中存在严重违纪、违规行为或个人原因不能正常完成教学计划者，上报护理处，并终止该生的实习工作。

1.33 消毒供应科消毒隔离制度

1. 人员管理：①工作人员上班时应严格按区域规范着装，禁止戴首饰。不得穿室内工作衣外出，下收、下送时穿外出工作服。②工作人员根据不同操作要求，注意手卫生。③工人须经培训后方可上岗，消毒员应持有上岗证。④工作人员每年查体1次，有传染病、皮肤病等人员不得从事本室工作。

2. 环境管理：①周围环境无污染源，内部布局合理，分工作区域和辅助区域，工作区域分去污区、检查包装及灭菌区、无菌物品存放区，三区间有实质性屏障，各项操作应按所划分的区域进行。人流、物流、气流符合规范要求，不得逆行。去污区保持相对负压，排气口有中效过滤装置，定期更换。②每日做好清洁整理工作，去污区每日用消毒液擦拭，每周彻底清扫1次。

3. 消毒隔离：①无菌物品发放、污染物品的接收，均应有单独窗口和专职人员。②污染车与清洁车分开放置、分开使用。每天下收、下送完毕后用高压水枪冲洗或消毒液擦拭、干燥存放。③灭菌合格物品应有明显的灭菌标志和日期，专室专柜存放，在有效期内使用。一次性无菌医疗用品，拆除外包装后，方可移入无菌物品存放区。④对器械打包区和无菌物品储存区每季度空气、工作人员手、物表进行卫生学检测1次，符合卫生学标准，并保留资料。⑤朊毒体、气性坏疽及不明原因的传染病病原体污染的诊疗器械、器具和物品的处理，按《消毒技术规范》的要求执行。⑥压力蒸汽灭菌操作程序按《医院消毒管理规范》操作，灭菌效果的监测按要求执行。压力蒸汽灭菌器应定期检查维修，并有记录。⑦医疗废物按国家要求分类装袋封口，并由专人交接登记。

4. 无菌物品管理：①无菌物品存放区温度、湿度符合规范要求；空气符合卫生学标准。②物品存放架符合规范要求。③无菌物品一经发出，不得再退回无菌物品存放区。④每日检查无菌物品。过期或有污染可疑者应清洗、消毒、灭菌处理。

5. 工作程序严格执行国家卫生行业标准 WS310—2016《医院消毒供应中心第1部分：管理规范》《医院消毒供应中心第2部分：清洗消毒及灭菌技术操作规范》《医院消毒供应中心第3部分：清洗消毒及灭菌效果监测标准》及陕西省《医疗机构消毒供应中心质量验收标准》中的有关规定，并按此质量控制标准，进行全面质量控制与管理。

1.34 器械管理制度

1. 设专人管理。建立器械进出数据库,掌握器械使用的基本情况,建立各科器械的基数与周转数,合理库存,定期盘点,做到账物相符。负责器械申领和报废工作。

2. 规范申领,按规定流程申报计划,新医疗器械接收时应根据有关标准和合同质量条款对器械进行质量验收。

3. 小组管理。负责器械申领、报废工作,有完整的入库、出库、盘库、使用等相应记录,合理库存。

4. 在器械清洗、检查、包装、交接等环节中检查器械数量、外观、功能,建立操作规范,正确拆卸、维护保养和组装。

5. 完善器械维护制度。根据不同器械的维护特点,采用正确的维护方法,如正确的器械润滑,保持器械功能完整性,减少生锈腐蚀等。进行操作培训,正确拆卸、维护保养和组装。延长器械寿命,降低医院器械的购置成本。

6. 器械放置有序,容器符合要求。

7. 专科手术器械包(或器械)的增减:

(1)临床科室如需添加器械包,须提供经科主任(或护士长)审核批准的书面或院内系统申请,并附器械配置清单(包括器械名称、规格、数量、包名称等相关信息),交由消毒供应中心根据清单按照流程进行配置。

(2)现有手术器械包内容物调整需临床科室和手术部确认后(经院内系统或纸质版)再进行调整。

(3)备用器械标识清楚,特殊、贵重、精密器械、加急器械须有固定放置区域,指定岗位负责管理。

8. 执行报废程序,对不合格产品应做好控制性管理,并及时更换。手术器械经多年使用有自然损坏,确认已失去维修价值时,应上报科室,填写报废单,经科主任(或护士长)批准后上报医院国资科。

第2部分
消毒供应科岗位职责

2.1 主任岗位说明书

1. 基本资料				
岗位名称	消毒供应科主任	岗位编号	
直接上级	主管医技院长	岗位定员	1
直接下级	消毒供应科护士长	岗位分析日期	
2. 职责与工作任务概述			
职责一表述：组织制定本部门制度、职责、操作规程工作计划、工作总结。			工作时间百分比：15%
工作任务	根据医院的总体要求，组织制定本科室相关制度。		
	监督各项规章制度的落实、执行。		
	组织制定本部门的年度工作计划，并检查落实情况。		
	组织年度工作总结及分析的编写。		
职责二表述：负责行政及业务管理工作。			工作时间百分比：50%
工作任务	负责督促人员严格执行各项规章制度和技术操作规程。		
	负责行政管理工作。		
	负责组织工作人员服务临床科室，完成下送下收工作。		
	负责本部门的设备安全管理工作。		
	负责处理纠纷、投诉等事件。		
	负责本科室人员的政治思想工作。		

职责三表述：负责组织本部门护理人员的科研教学工作。		工作时间百分比：5%
工作任务	负责组织开展科研和技术革新工作，组织实施科研课题。	
	负责组织和运用国内外先进经验，开展新技术、新方法的科学研究工作。	
	负责制定本部门人员梯队和业务培训计划。	
职责四表述：负责本部门的耗材和固定财产的管理工作。		工作时间百分比：5%
工作任务	负责科室财产的统计、维护和报废申请等。	
职责五表述：负责部门人员的管理工作。		工作时间百分比：15%
工作任务	指导护士长制定阶段性工作计划，监督实行。	
	负责部门人员选拔、调配、工作安排、业务培训。	
	组织人员制定绩效考核方案并监督执行。	
职责六表述：完成本科与其他科室单位的工作协调及信息沟通工作。		工作时间百分比：5%
职责七表述：完成上级交办的其他工作。		工作时间百分比：10%

3. 权力

领导权：本科人员的领导权。	
监督检查权：本科护理工作相关制度及工作计划执行情况的监督检查权。	
考核权：对直接下属工作的指导、监督及考核权。	
建议权：下属岗位的调整、奖罚的建议权。	
审核权：对本科上报材料、报表的内容审核权。	
指导权：对进修、实习人员的工作有指导权。	

	4. 工作协作关系	
内部协调关系	（医院内部有密切的协调关系的部门及岗位）设备科、感染控制科、其他临床科室、护理部医务科、后勤、财务科、各医技科室等。	
外部协调关系	有经常协调关系的外部单位及部门。	
	5. 任职资格	
教育水平	大学专科及以上学历。	
专业	相关专业。	
培训经历	消毒供应科管理培训，医院感染基本知识培训。	
经验	熟悉消毒供应科工作特点、布局、流程、设施、设备监测的使用。	
知识	精通护理知识，掌握管理知识，熟悉外语知识，了解医学药学的基本知识。	
能力	较强的领导能力，很强的计划制定和执行能力，良好的人际沟通和协调能力，交流应用能力，强烈的服务意识和责任感。	
从业资格要求	副主任护师及以上职称任职资格。	
	6. 工作特征	
使用工具/设备	简单的医疗器材及电脑、打印机等办公自动化设备。	
工作环境	病房、办公室。	
工作时间特征	正常工作时间，偶尔加班。	
备注：		

2.2 护士长岗位说明书

1. 基本资料			
岗位名称	消毒供应科护士长	岗位编号	
直接上级	特殊护理单元科护士长	岗位定员	1
直接下级	消毒供应科护士	岗位分析日期	
2. 职责与工作任务概述			
职责一表述:组织落实本部门的护理工作管理制度和年度工作计划。			工作时间百分比:15%
工作任务	根据医院的总体要求,参与本科室护理工作的相关制度。		
	监督各项规章制度的落实、执行。		
	在科主任和护理部的领导下,参与制定本部门的护理年度工作计划。		
	组织落实年度计划,监督执行。		
	组织护理工作年度工作总结及分析的编写。		
职责二表述:负责组织护理工作和诊疗辅助工作。			工作时间百分比:50%
工作任务	负责督促护理人员严格执行各项规章制度和技术操作规程。		
	负责组织医疗器械、敷料的制备、消毒、保管供应和行政管理工作。		
	督促和检查护理人员的执行情况,杜绝差错事故。		
	负责组织工作人员服务临床科室,完成下送下收工作。		
	负责定期检查高压灭菌锅的效能和各种消毒液的浓度,出现问题及时上报解决。		
	负责征求临床科室意见,检查供应器材、敷料的使用情况,及时改进。		
	负责处理发生的护理纠纷、投诉等事件。		
	负责本科室护理人员的政治思想工作。		
	负责管理保持本部门环境整洁、安静、安全。		

职责三表述：负责组织本部门护理人员的科研教学工作。		工作时间百分比：15%
工作任务	负责组织开展护理方面的科研和技术革新工作，组织实施科研课题。	
	负责组织和运用国内外先进的护理经验，开展新技术、新护理方法的科学研究工作，组织本科室的业务学习。	
	负责制定本部门护理人员的带教计划。	
	负责管理和指导进修人员、实习护士、卫生员的工作。	
	负责组织进修人员、实习护士的考核、鉴定工作。	

职责四表述：负责本部门的耗材和固定财产的管理工作。		工作时间百分比：5%
工作任务	负责组织领取、保管各种耗材、器械和其他物品。	
	负责组织检查、补充、消毒和更换各种用品。	
	负责科室财产的统计、维护和报废申请等。	

职责五表述：负责部门内护理人员的管理工作。		工作时间百分比：15%
工作任务	负责合理安排护士的每周班次。	
	指导下属制定阶段性工作计划，监督实行，对其日常工作给予指导。	
	负责制定本科室护理人员分层次培养计划。	
	负责部门内护理人员选拔、调配、工作安排、业务培训和继续教育培训。	
	负责部门内护理人员考核、奖励及绩效奖金的分配。	

职责六表述：协助科主任完成本科与其他科室单位的工作协调及信息沟通工作。	工作时间百分比：5%
职责七表述：完成上级交办的其他工作。	工作时间百分比：10%

3. 权力	
领导权：本科护理人员的领导权。	
监督检查权：本科护理工作相关制度及工作计划执行情况的监督检查权。	
考核权：对直接下属工作的指导、监督及考核权。	
建议权：下属岗位的调整、奖罚的建议权。	
审核权：对本科护理方面的上报材料、报表的内容审核权。	
指导权：对进修、实习人员的工作有指导权。	

	4. 工作协作关系
内部协调关系	（医院内部有密切的协调关系的部门及岗位）设备科、感染控制科、其他临床科室、护理部医务科、后勤、财务科、各医技科室等。
外部协调关系	有经常协调关系的外部单位及部门。

	5. 任职资格
教育水平	大学专科及以上学历。
专业	护理相关专业。
培训经历	消毒供应科管理培训，医院感染基本知识培训。
经验	熟悉消毒供应科工作特点、布局、流程，设施、设备监测的使用。
知识	精通护理知识，掌握护理管理知识，熟悉外语知识，了解医学药学的基本知识。
能力	较强的领导能力，很强的计划制定和执行能力，良好的人际沟通和协调能力，交流应用能力，强烈的服务意识和责任感。
从业资格要求	主管护师及以上职称任职资格。

	6. 工作特征
使用工具/设备	简单的医疗器材及电脑、打印机等办公自动化设备。
工作环境	病房、办公室。
工作时间特征	正常工作时间，偶尔加班。
备注：	

2.3 护士岗位说明书(清洗岗、收送岗)

1. 基本资料			
岗位名称	消毒供应科护士	岗位编号	
直接上级	供应科护士长	岗位定员	
直接下级	无	岗位分析日期	
2. 职责与工作任务概述			
清洗岗	(组长)职责一表述(护理师或从事本专业3年以上护士,大专及以上学历,能胜任本岗位工作):负责手术室器械、临床常规器械、特殊感染器械、精密、腔镜、贵重、外来器械及植入物的接收、分类、清洗、消毒工作。		
^	工作任务	负责本区域质量控制工作。	
^	^	协调安排本区域工作,做好人员、物资、设备的管理工作。	
^	^	负责督促指导器械回收及下收下送人员的工作。	
^	^	负责申领本区域所需耗材。	
^	^	每日定时抽查清洗剂、消毒剂的配制情况及有效浓度,以确保清洗质量。	
^	^	督促指导本区域人员做好自我防护、卫生保洁与垃圾分类工作,预防交叉感染。	
^	^	负责本区域实习生、见习生及进修人员的带教工作。	
^	^	负责与检查包装灭菌区、无菌物品存放区协调沟通。	
^	^	负责所管辖科室的沟通及意见征询工作。	
^	(组员)职责二表述(护理师或从事本专业1年以上的护士,大专及以上学历,能胜任本岗位工作):负责精密、腔镜、贵重、外来器械及植入物的接收、分类、清洗、消毒工作。		
^	工作任务	负责手术器械及精密、腔镜、贵重、外来器械及植入物的接收、分类、清洗、消毒及登记工作。	
^	^	负责在接收精密、贵重、外来器械及植入物出现问题时与相关科室进行沟通。	
^	^	负责各种设备的日常维护与保养,保证设备正常运行。	
^	^	负责观察水处理设备运行及补充置换剂,记录电导率。	
^	^	负责清洗剂、润滑剂、除锈剂、消毒剂的配制并检查消毒液浓度。	
^	^	负责清洗结束后的终末处置。	
^	^	负责执行交接班制度。	
^	^	负责登记清洗、消毒监测记录。	
^	^	负责本区域带教工作。	

清洗岗	（组员）职责三表述（从事本专业1年以下护士、护理员或工勤人员，高中以上学历，经培训考核能胜任本岗位工作）：负责协助接收临床常规器械及手术室常规器械的分类与清洗、消毒工作。	
	工作任务	协助临床常规器械及手术室常规器械的接收、分类、清洗、消毒、干燥工作。
		负责清洗剂、润滑剂、除锈剂、消毒剂的配制并检查消毒液浓度。
		负责观察设备运行状态，有无漏水、开关松动、异常噪音，保持设备正常运行。
		负责清洗用具、清洗池及防护用品的清洗消毒工作。
		负责关闭设备的水、电、气。
		负责清洗结束后的终末处置。
收送岗	职责表述（从事本专业1年以下护士、护理员及工勤人员，高中及以上学历，经培训考核能胜任本岗位工作）：负责回收各科复用诊疗器械、器具及物品。	
	工作任务	负责检查下送车、回收车功能状态。负责按时按点按路线回收各科复用器械、器具及物品。
		负责无菌物品、一次性耗材的下送，当面清点品名、型号、数量准确无误。
		负责下收下送车的清洁保养工作并登记。
		负责回收间、发放间的清洁、消毒工作。
		负责收集各科意见及建议。

3. 权力	
指导权：对进修实习人员的工作有指导权。	
建议权：相关工作的建议权。	

4. 工作协作关系	
内部协调关系	（医院内部有密切的协调关系的部门及岗位）使用单位、临床医技科室。
外部协调关系	有经常性协调关系的外部单位及部门。

5. 任职资格	
教育水平	大专及以上学历。
专业	护理及消毒供应相关专业。

培训经历	专科新技术、新方法的培训，专科操作技能培训，专科理论知识培训。
经验	3年以上专科工作经验。
知识	精通专科知识，掌握一定的专科知识，具备计算机等办公设备的应用能力，掌握消毒供应的基本知识。
能力	较强的计划执行能力，良好的人际沟通和协调能力，掌握基本专科知识，很强的服务意识和责任感。
从业资格要求	具有护士职业资格证或本专业相关知识。
6. 工作特征	
使用设备/设备	超声清洗机、煮沸机、减压沸腾机、高低温干燥柜、空气消毒机、纯水机等设备，高低温灭菌设备。
工作环境	消毒供应科去污区、检查包装与灭菌区、无菌物品存放区。
工作时间特征	轮班。
备注	

2.4 护士岗位说明书(包装岗、敷料岗)

1. 基本资料			
岗位名称	消毒供应科护士	岗位编号	
直接上级	供应科护士长	岗位定员	
直接下级	无	岗位分析日期	
2. 职责与工作任务概述			
包装岗	(组长)职责一表述(护理师或从事本专业3年以上护士,大专及以上学历)(能胜任本岗位工作):负责手术室器械、临床常规、精密、腔镜、贵重、外来器械及植入物的检查、保养、组配包装工作。		
^	工作任务	负责本区域质量控制工作。	
^	^	负责检查包装区环境准备工作,和设备性能检查工作。	
^	^	负责临床各科、手术部各类诊疗器械、器具清洗质量与功能的检查与包装质量。	
^	^	负责备用器械保管及登记,定期盘点。申领本区域所需耗材。	
^	^	每日检查本岗工作完成情况,定期抽查待灭菌包的清洗质量。	
^	^	做好双人核对规范包装并封包。	
^	^	负责本区域实习生、见习生及进修人员的带教工作。	
^	^	负责所管辖科室的沟通及意见征询工作。	
^	(组员)职责二表述(护理师或从事本专业1年以上的护士,大专及以上学历,能胜任本岗位工作):负责手术室器械、临床常规、精密、腔镜、贵重、外来器械及植入物的检查、保养、组配包装工作。		
^	工作任务	负责查看温湿度,清洁台面、桌面、地面卫生良好,工作前洗手,负责备用物品准备。	
^	^	负责每日检查高、低温封口机性能,按要求检测并登记。	
^	^	负责临床各科、手术部精密、腔镜、贵重、外来器械及植入物的检查与包装工作。	
^	^	严格按照各类医疗器械的操作规程进行包装,器械包≤7kg,敷料包≤5kg。	
^	^	负责各类器械清洗质量与功能的检查,采用目测法或放大镜进行清洗质量的检查,使用水溶性润滑剂对器械进行保养。	
^	^	双人核对、书写标签并封包。	
^	^	负责设备仪器、电脑检查与保养,如有损坏及时联系相关部门并做好记录。	
^	^	整理补充备用物品,规范放置。	
^	^	负责本区域终末处置及各种记录登记。	
^	^	负责新上岗及实习生带教与培训工作。	

包装岗	(组员)职责三表述(从事本专业1年以下护士、护理员或工勤人员,高中以上学历,经培训考核能胜任本岗位工作):负责协助接收临床常规器械及手术室常规器械的分类与清洗、消毒工作。	
	工作任务	协助临床常规器械及手术室常规器械的检查、包装工作。
		严格按照各类医疗器械的操作规程进行包装,器械包≤7kg,敷料包≤5kg。
		负责各类器械清洗质量与功能的检查,采用目测法或放大镜进行清洗质量的检查,使用水溶性润滑剂对器械进行保养。
		整理补充备用物品,规范放置。
		双人核对,书写标签并封包。
		负责本区域终末处置。
		负责下班前卫生整理,保持室内清洁,关闭水、电器开关,锁好门窗。
敷料组	(组长)职责一表述(护理师或从事本专业3年以上护士,大专及以上学历,能胜任本岗位工作):负责临床各科及手术部敷料接收、折叠、包装工作。	
	工作任务	负责本区域质量控制工作。
		负责窗口接收敷料工作,做好分类。
		负责敷料按类进行整理折叠,检查清洗质量和包布的完整性、清洁度。
		负责将折叠的敷料分类放置。
		负责整理、检查配备、包装手术室及临床各科需要的敷料包。
		包装完整,松紧适宜,重量不超过5kg,体积不超过30cm×30cm×50cm,二人核对后封包。
		负责与各科沟通,补充敷料数量,做好记录。
		负责敷料间台面、地面、柜内等保洁工作,下班前关闭门窗、电源,如有问题及时联系相关工作人员。
		负责新上岗人员、实习生的带教、培训工作,协助护士长完成其他工作。
		负责整理环境卫生,各类物品放置有序。
	(组员)职责二表述(从事本专业1年以上护士、护理员或工勤人员,高中以上学历,经培训考核能胜任本岗位工作):负责协助接收临床常规器械及手术室常规器械的分类与清洗、消毒工作。	
	工作任务	负责窗口接收敷料工作,做好分类。
		负责敷料整理折叠,检查清洗质量和包布的完整性;清洗不干净的应重新清洗(血渍、污渍、棉絮等)。需要报废的敷料,交予后勤管理人员,进行清点登记。
		负责将折叠的敷料分类放置。
		负责整理、检查配备、包装手术室及临床各科需要的敷料包。
		包装完整,松紧适宜,重量不超过5kg,体积不超过30cm×30cm×50cm,二人核对后封包。
		负责与各科沟通,补充敷料数量,做好记录。
		负责敷料间台面、地面、柜内等保洁工作。
		负责整理环境卫生,各类物品放置有序。

	3. 权力	
指导权：对进修实习人员的工作有指导权。		
建议权：相关工作的建议权。		
	4. 工作协作关系	
内部协调关系	（医院内部有密切的协调关系的部门及岗位）使用部门、洗衣房、总务科、设备科。	
外部协调关系	有经常性协调关系的外部单位及部门。	
	5. 任职资格	
教育水平	大专及以上学历。	
专业	护理及消毒供应相关专业。	
培训经历	专科新技术、新方法的培训，专科操作技能培训，专科理论知识培训。	
经验	3年以上专科工作经验。	
知识	精通专科知识，掌握一定的专科知识，具备计算机等办公设备的应用能力，掌握消毒供应的基本知识。	
能力	较强的计划执行能力，良好的人际沟通和协调能力，掌握基本专科知识，很强的服务意识和责任感。	
从业资格要求	具有护士职业资格证或本专业相关知识。	
	6. 工作特征	
使用设备/设备	医用塑封机、灭菌设备、医用清洗机、空气消毒机、纯水机等设备。	
工作环境	消毒供应科去污区、检查包装与灭菌区、无菌物品存放区。	
工作时间特征	轮班。	
备注		

2.5 护士岗位说明书(灭菌岗、储存岗)

1. 基本资料			
岗位名称	消毒供应科护士	岗位编号	
直接上级	供应科护士长	岗位定员	
直接下级	无	岗位分析日期	
2. 职责与工作任务概述			
灭菌岗	(组长)职责一表述(护理师或从事本专业3年以上护士,大专及以上学历,持有压力容器上岗证及消毒员培训证书,能胜任本岗位工作):负责消毒供应科高压蒸汽灭菌器及低温等离子、环氧乙烷灭菌器、低温甲醛蒸汽灭菌操作、保养、维护及全院可复用物品灭菌工作。		
	工作任务	负责本区域质量控制工作。	
		负责每日设备运行前应进行安全检查。	
		掌握灭菌设备原理及设备构造,能够识别、排除简单故障,无法解决时,及时联系督促维修人员进行维修。	
		积极有效地处理各种突发事件(停电、停水、停气等)及应急事件。	
		能够掌握灭菌效果的各种监测方法,确保灭菌物品的安全性。	
		随时检查待灭菌物品的质量,及时发现问题,提出解决方法,把好物品质量关。	
		能够对差错、事故进行分析,提出防范措施。	
		负责灭菌区工作人员的培训及实习生的带教工作。	
		了解本专业的进展及新业务的开展情况,负责新业务、新技术的学习及经验总结。	
	(组员)职责二表述(护理师或从事本专业1年以上的护士,大专及以上学历,持有压力容器上岗证及消毒员培训证书,能胜任本岗位工作):能够及时准确处理灭菌异常情况,积极有效地处理各种突发事件,严格掌握灭菌效果的各种监测方法,确保灭菌物品安全性,负责灭菌后进行灭菌器日常保洁工作。		
	工作任务	负责灭菌班前检查工作。负责备用物品的准备工作及每日灭菌前清洁高温及低温灭菌器内室、灭菌架,并填写维护保养记录。	
		负责各科可重复使用器械、器具、物品、敷料包的灭菌工作。	
		坚守工作岗位,严格遵守灭菌器操作规程,做好安全防护,密切观察灭菌过程中灭菌器运行情况及参数,并详细记录,保证灭菌合格率为100%。	
		负责灭菌物品装载及卸载工作,做好监测记录,整理并归档。	
		负责班后安全检查工作。	

无菌储存岗	（组长）职责一表述：（护理师或从事本专业3年以上的护士，大专及以上学历，能胜任本岗位工作）：负责一次性无菌物品的管理与发放工作以及科室的感染监测工作。	
	工作任务	负责本区域质量控制工作。
		负责每日检查一次性无菌物品的储备及有效期，有计划的申领、进货、发放、查对登记与清点工作。
		负责一次性无菌物品的月盘点工作。
		征求科室对一次性物品使用情况的意见。
	（组员）职责二表述：（从事本专业1年以上或护理师以上的护士，大专及以上学历，能胜任本岗位工作）：负责无菌管理灭菌后无菌物品的摆放、查对及发放，一次性物品的月盘点及算账等相关工作。	
	工作任务	负责无菌物品的保管及供应发放。
		负责存放的无菌物品，定期检查，确保无过期失效物品。
		接收的无菌物品定位放置，有序摆放，日期从近到远。
		负责无菌储存间的保洁、温、湿度控制，空气消毒，并记录工作。每季度做环境卫生学监测。
		负责无菌间地面、桌面及物品架的消毒擦拭工作。

3. 权力

指导权：对进修实习人员的工作有指导权。	
建议权：相关工作的建议权。	

4. 工作协作关系

内部协调关系	（医院内部有密切的协调关系的部门及岗位）护理部、总务后勤、设备科、检验科、临床科室、医技科室等。
外部协调关系	有经常性协调关系的外部单位及部门。

5. 任职资格

教育水平	大专及以上学历。
专业	护理及消毒供应相关专业。
培训经历	专科新技术、新方法的培训，专科操作技能培训，专科理论知识培训。

经验	3年以上专科工作经验。
知识	精通专科知识，掌握一定的专科知识，具备计算机等办公设备的应用能力，掌握消毒供应的基本知识。
能力	较强的计划执行能力，良好的人际沟通和协调能力，掌握基本专科知识，很强的服务意识和责任感。
从业资格要求	具有护士职业资格证或本专业相关知识。
6. 工作特征	
使用设备/设备	高压蒸汽灭菌器、低温灭菌器、医用清洗机、空气消毒机、纯水机等设备。
工作环境	消毒供应科去污区、检查包装与灭菌区、无菌物品存放区。
工作时间特征	轮班。
备注	

2.6 质控员岗位说明书

1. 基本资料			
岗位名称	消毒供应科护士	岗位编号	
直接上级	供应科护士长	岗位定员	
直接下级	无	岗位分析日期	
2. 职责与工作任务概述			
职责表述(从事本专业3年以上护理师,大专及以上学历,能胜任本岗位工作):负责科室各工作间各项工作质量控制与监测工作。			
工作任务	负责每月监测器械清洗质量与器械包装质量。		
	负责对清洗剂、消毒剂、洗涤用水、润滑剂、包装材料等进行质量检查工作。		
	负责敷料质量检查以确认是否报废的工作。		
	负责监督灭菌员的灭菌工作,协助消毒员做好设备定期检查与验证。检查无菌物品的质量。		
	每周抽查设备监测与维护。		
	负责完成每月敏感指标检查表。		
	负责监督检查空气细菌培养、物品表面细菌培养、工作人员手的细菌培养工作。		
	协助护士长召开科室质控会议并记录。		
	负责分析当月质控存在的问题,并提出整改措施监督落实。		
3. 权力			
指导权:对进修实习人员的工作有指导权			
建议权:相关工作的建议权			
4. 工作协作关系			
内部协调关系	(医院内部有密切的协调关系的部门及岗位)护理部、总务后勤、设备科、财务科等。		

外部协调关系	有经常性协调关系的外部单位及部门。

5. 任职资格	
教育水平	大专及以上学历。
专业	护理及消毒供应相关专业。
培训经历	专科新技术、新方法的培训,专科操作技能培训,专科理论知识培训。
经验	3年以上专科工作经验。
知识	精通专科知识,掌握一定的专科知识,具备计算机等办公设备的应用能力,掌握消毒供应的基本知识。
能力	较强的计划执行能力,良好的人际沟通和协调能力,掌握基本专科知识,很强的服务意识和责任感。
从业资格要求	具有护士职业资格证或本专业相关知识。

6. 工作特征	
使用设备/设备	高压蒸汽灭菌器、低温灭菌器、医用清洗机、空气消毒机、纯水机等设备。
工作环境	消毒供应科去污区、检查包装与灭菌区、无菌物品存放区。
工作时间特征	轮班。
备注	

2.7　N4级护士职责

1. 岗位描述：N4级护士是指符合N3→N4晋级要求，具有丰富的专业护理经验及一定的消毒供应专科管理研究、教学能力的专家型护士。遵守医院及部门的规章制度和操作规程；如期完成分阶段培训计划并通过考核，全面掌握本部门专科理论知识，在临床工作中不断提高技能水平；参与并主持科室建设和部门质量改进工作，能为科室发展提出建设性的意见和建议；作为资深护士，为同事及其他护理队伍人员提供咨询，做好模范带头作用。

2. 资质能力：具有护士执业资格证书，5年以上主管护理师或具有副主任护理师任职资格证书，大专毕业工作时间≥15年，本科毕业工作时间≥10年，研究生毕业工作时间≥8年，护理核心能力评价等级为优秀。

3. 岗位职责：

(1) 分管并承担临床科室及手术室常规及特殊器械的高温低温灭菌、监测与发放等(包括腔镜器械、精密贵重器械、外来器械及植入物、特殊感染器械等)。

(2) 承担科内质量控制，提供专科指导。

(3) 主持专科查房、业务学习、不良事件分析。

(4) 承担本科室教学工作。

(5) 协助护士长进行科室管理，清洗、消毒、灭菌质量管理及持续改进。

(6) 开展专科新技术、新业务及科研工作。

(7) 指导下级护士工作。

4. 专业技能：

(1) 熟悉中心供应室各区域划分、基本原则以及功能。

(2) 根据器械物品材质和结构不同以及厂家提供说明指南，选择合适的清洗、消毒、灭菌等方法。

(3) 提供安全可靠的规范操作，保证无菌物品的质量符合要求。

(4) 客观记录各登记本，要求文字清晰，无错别字，及时准确，内容能反映物品安全质量。

(5) 指导低年资护士工作，落实个人防护，衣着防范措施符合各区域要求。

(6)评价工作流程的合理性和有效性;指导并督促工作目标的达成。

(7)观察判断潜在的问题;能做好预见性措施。

(8)掌握中心供应室应急处理流程,知晓各水、电、气的点位位置,能在应急工作环境中正常开展工作;对突然发生的紧急事件,有独立分析、思考并组织抢救能力。

5. 护理操作:

(1)严格执行规章制度和各项操作规程。

(2)掌握使用科室内的仪器、设备。

(3)掌握中心供应室各设备的功能和作用,发现问题及时报告并有效处理。

(4)在仪器操作、维护和问题解决方面能为低年资医护人员提供帮助。

(5)对临床科室提出的要求及时解决并反馈,具备良好的沟通技巧。

(6)参与科室质控检查,有预见性地进行问题分析;发现异常情况及时报告并处理。

6. 咨询教育:

(1)掌握科室的宣教资料,并根据临床需要及时发放给临床科室。根据临床科室学习需求,熟练进行解释或者以讲课的形式宣教。

(2)根据科室内部问题,主动寻求其他途径的帮助(临工科、后勤部、院感科)。

(3)指导低年资护士的工作,参与本部门工作资料的制定和更新。

7. 评判性思维:

(1)根据专科特点不断深化学习理论知识,能应用循证理论来分析解决问题。

(2)有一定预见性,能发现科室内存在和潜在的问题,及时解决问题,必要时寻求帮助。

(3)工作细心、考虑周全,及时澄清工作中的问题。

(4)积极参加科室质控检查,发现问题及时和质控员、护士长反馈并沟通,采取改进措施。

(5)对安全隐患和低效的工作程序有识别能力,能提出建设性的意见。

(6)发生任何非正常事件,能自觉填写"不良事件报告表",并及时上报;对不良事件能进行原因分析并提出改进措施。

8. 工作安排:

(1)遵守上下班工作制度,工作时间不做与工作无关的事。

(2)能有序地安排工作,合理地利用时间,高质量地完成班内工作。

(3)做好交接班前的准备工作,交接班认真、清楚;有疑问及时澄清。

(4)参与部门管理,自觉保持各区域的环境整洁。

(5)指导低年资护士及实习、进修人员的工作。

（6）有较强的组织能力，根据护理单元工作量和特点，协助合理调配人员。

（7）乐于接受科室安排的额外工作，工作有效并具有创造性。

（8）参与本部门护理常规和操作规程的修订。

9. 工作态度：

（1）热爱本专业，具有积极的态度；服从工作安排和调配。

（2）对于临床科室的需求，尽力帮助解决。

（3）积极接受临床科室的反馈，并协助护士长采取改进措施。

（4）处理问题考虑全面，遵循伦理法律原则，维护科室和医院的形象。

（5）有创新意识，能提出建设性的意见和建议。

10. 仪表语言：

（1）佩戴胸牌，穿着整齐、清洁，着装、发型符合要求；外出时更换外出衣和外出鞋，并除去口罩。

（2）表情温和，面带微笑，体现护士职业形象。

（3）以主人翁的姿态热情接待病人、临床科室人员与来访者，举止礼貌，动作轻柔。

（4）态度真诚，仔细倾听，有良好的交流技巧。

11. 团队协作：

（1）关心同事，乐于助人，合作意识强，能促进护理队伍的团队建设。

（2）情绪稳定，维护自身形象，能为他人考虑（换位思考）。

（3）虚心接受同事的建议和反馈，并及时改进。

（4）善于对同事存在的问题提出合理的意见及建议。

（5）协助护士长处理同事间的问题（冲突）。

12. 学习实训：

（1）完成本阶段培训计划并通过考核，获得继续教育学分 25 分/年。

（2）保持相关证书的有效性，如 CPR 证书等。

（3）关心医院及科室的发展，积极参与医院及科室的各项活动和继续教育课程。

（4）阅读科室交流本、科会记录本和院内网内容，了解医院及科室信息，并按要求签名。

13. 职业规划：

（1）明确自己在本部门工作的学习目标和专业发展，通过各种渠道不断学习知识。

（2）参与并主持科室讨论和质量改进活动，在各种学习讨论会上有自己的见解和主张。

（3）不断学习国内外新理论、新技术，积极撰写并发表护理论文；组织参与护理科研工作。

2.8　N3 级护士职责

1. 岗位描述：N3 级护士是指符合 N2→N3 晋级要求，能够独立承担危重患者护理等工作并具备一定带教能力的护士。遵守医院及部门的规章制度和操作规程；如期完成分阶段培训计划并通过考核，掌握本部门专科理论知识，在临床工作中不断提高技能水平；参与并主持科室建设和部门的质量改进工作，能为科室发展提出建设性的意见和建议；有较强的带教能力，为新同事及实习、进修人员提供咨询。

2. 资质能力：具有护士职业资格证书，具有主管护理师任职资格证书，中专毕业工作时间≥12 年，大专毕业工作时间≥8 年，本科毕业工作时间≥5 年，研究生毕业工作时间≥4 年，核心能力评价等级为良好。

3. 岗位职责：

(1) 承担科室质量控制工作。

(2) 分管并承担手术室及临床科室常规及特殊器械的分类，清洗，消毒、包装，高温低温灭菌工作监测和发放等（包括腔镜器械、精密复杂贵重器械、外来器械及植入物、特殊感染器械等）。

(3) 按要求监督检查并完成清洗消毒、包装、灭菌、发放等工作。

(4) 负责感染监测质控工作。

(5) 提供对科室有建设性的建议。

(6) 协助护士长进行科室管理（包括质控及物资计划管理），监督检查、清洗消毒，灭菌等各项监测质量检查。

(7) 协助教学、组织临床教学与考核。

(8) 参与科研，撰写论文。

(9) 指导下级护士工作。

4. 专业技能：

(1) 熟悉中心供应室各区域划分、基本原则以及功能。

(2) 根据器械物品材质和结构不同以及厂家提供说明指南，选择合适的清洗、消毒、灭菌等方法。

(3)提供安全可靠的规范操作，保证无菌物品的质量符合要求。

(4)落实个人防护，衣着防范措施符合各区域要求。

(5)客观记录各登记本，要求文字清晰，无错别字，及时准确，内容能反映物品安全质量。

(6)评估并记录各器械物品功能性、完整性、准确性。

(7)观察判断潜在的问题；能做好预见性措施。

(8)掌握中心供应室应急处理流程，知晓各水、电、气的点位位置，能在应急工作环境中正常开展工作；对突然发生的紧急事件，有独立分析、思考并组织抢救能力。

5. 护理操作：

(1)严格执行规章制度和各项操作规程。

(2)掌握使用科室内的仪器、设备。

(3)掌握中心供应室各设备的功能和作用，发现问题及时报告并有效处理。

(4)在仪器操作、维护和问题解决方面能为新护士及实习/进修人员提供帮助。

(5)对临床科室提出的要求及时解决并反馈，具备良好的沟通技巧。

(6)参与科室质控检查，有预见性地进行问题分析；发现异常情况及时报告并处理。

6. 咨询教育：

(1)掌握科室的宣教资料，并根据临床需要及时发放给临床科室。根据临床科室学习需求，熟练进行解释或者以讲课的形式宣教。

(2)根据科室内部问题，主动寻求其他途径的帮助(临工科、后勤部、院感科)。

(3)指导低年资护士的工作，参与本部门工作资料的制定和更新。

7. 评判性思维：

(1)根据专科特点不断深化学习理论知识，能应用循证理论来分析解决问题。

(2)有一定预见性，能发现科室内存在和潜在的问题，及时解决问题，必要时寻求帮助。

(3)工作细心、考虑周全，及时澄清工作中的问题。

(4)积极参加科室质控检查，发现问题及时和质控员、护士长反馈并沟通，采取改进措施。

(5)对安全隐患和低效的工作程序有识别能力,能提出建设性的意见。

(6)发生任何非正常事件,能自觉填写"不良事件报告表",及时上报;对不良事件能进行原因分析并提出改进措施。

8. 工作安排:

(1)遵守上下班工作制度,工作时间不做与工作无关的事。

(2)能有序地安排工作,合理地利用时间,高质量地完成班内工作。

(3)做好交接班前的准备工作,交接班认真、清楚;有疑问及时澄清。

(4)参与部门管理,自觉保持各区域的环境整洁。

(5)指导低年资护士及实习、进修人员的工作。

(6)有较强的组织能力,根据部门工作量和特点,协助合理调配人员。

(7)乐于接受科室安排的额外工作,工作有效并具有创造性。

(8)参与本部门护理常规和操作规程的修订。

9. 工作态度:

(1)热爱本专业,具有积极的态度;服从工作安排和调配。

(2)对于临床科室的需求,尽力帮助解决。

(3)积极接受临床科室的反馈,并协助护士长采取改进措施。

(4)处理问题考虑全面,遵循伦理法律原则,维护科室和医院的形象。

(5)有创新意识,能提出建设性的意见和建议。

10. 仪表语言:

(1)佩戴胸牌,穿着整齐、清洁,着装、发型符合要求;外出时能及时更换外出衣和外出鞋,并除去口罩。

(2)表情温和,面带微笑,体现护士职业形象。

(3)以主人翁的姿态热情接待临床科室人员与来访人员,举止礼貌、动作轻柔。

(4)态度真诚、仔细倾听,有良好的交流技巧。

11. 团队协作:

(1)关心同事,乐于助人,合作意识强,能促进护理队伍的团队建设。

(2)情绪稳定,维护自身形象,能为他人考虑(换位思考)。

(3)虚心接受同事的建议和反馈,并及时改进。

(4)善于对同事存在的问题提出合理的意见及建议。

(5)协助护士长处理同事间的问题(冲突)。

12. 学习实训:

(1)完成本阶段培训计划并通过考核,获得继续教育学分25分/年。

(2)保持相关证书的有效性,如CPR证书等。

（3）关心医院及科室的发展，积极参与医院及科室的各项活动和继续教育课程。

（4）阅读科室交流本、科会记录本和院内网内容，了解医院及科室信息，并按要求签名。

13. 职业规划：

（1）明确自己在本部门工作的学习目标及专业发展，通过各种渠道不断学习知识。

（2）参与并主持科室讨论和质量改进活动，在各种学习讨论会上有自己的见解和主张。

（3）不断学习国内外新理论、新技术，积极撰写护理论文；参与护理科研工作。

2.9　N2 级护士职责

1. 岗位描述：N2 级护士是指符合 N1→N2 晋级要求，能够熟练综合运用专科知识技能，为临床及手术室提供服务的护士。遵守医院及部门的规章制度和操作规程；如期完成分阶段培训计划并通过考核，掌握本部门专科理论知识，在临床工作中不断提高技能水平；参与科室建设和部门的质量改进工作，能为科室发展提出建设性的意见和建议；有一定的带教能力，为新同事及实习、进修人员提供咨询。

2. 资质能力：具有护士职业资格证书，具有护理师任职资格证书，中专毕业工作时间≥8 年，大专毕业工作时间≥5 年，本科及研究生毕业工作时间≥3 年，核心能力评价等级为较好。

3. 岗位职责：

(1) 分管并承担手术室及临床科室常规及特殊器械分类，清洗，消毒、包装，高温低温灭菌工作监测和发放等（包括腔镜器械、精密复杂贵重器械、外来器械及植入物、特殊感染器械等）。

(2) 按消毒技术规范要求做好各种记录的填写。

(3) 承担并能及时完成科室的质量控制工作。

(4) 按照消毒技术规范，完成专科工作。

(5) 提供对科室有建设性的建议。

(6) 参与科室管理（包括质控及物资计划管理）。

(7) 参与护生临床带教工作。

(8) 指导下级护士工作。

4. 专业技能：

(1) 掌握中心供应室各区域划分、基本原则以及功能。

(2) 根据器械物品材质和结构不同以及厂家提供说明指南，选择合适的清洗、消毒、灭菌等方法。

(3) 提供安全可靠的规范操作，保证无菌物品的质量符合要求。

(4)落实个人防护,衣着防范措施符合各区域要求。

(5)客观记录各登记本,要求文字清晰,无错别字,及时准确,内容能反映物品安全质量。

(6)评估并记录各器械物品功能性、完整性、准确性。

(7)观察判断潜在的问题;能做好预见性措施。

(8)掌握中心供应室应急处理流程,知晓各水、电、气的点位位置,具备应急能力并及时寻求帮助。

5. 护理操作:

(1)严格执行规章制度和各项操作规程。

(2)掌握使用科室内的仪器、设备。

(3)掌握中心供应室各设备的功能和作用,发现问题及时上报处理。

(4)在仪器操作、维护和问题解决方面能为新护士及实习/进修人员提供帮助。

(5)对临床科室提出的要求及时解决并反馈,具备良好的沟通技巧。

(6)参与科室质控检查,有预见性地进行问题分析;发现异常情况及时报告并处理。

6. 咨询教育:

(1)使用规范的语言,对临床的需求和存在的疑问进行专业的指导和解释工作。

(2)掌握科室的宣教资料,并根据临床需要及时发放给临床科室。

(3)根据科室内部问题,主动寻求其他途径的帮助(临工科、后勤部、院感科)。

7. 评判性思维:

(1)根据专科特点不断深化学习理论知识,能应用循证理论来思考问题。

(2)有一定预见性,能发现科室内存在和潜在的问题,及时解决问题,必要时寻求帮助。

(3)工作细心、考虑周全、及时澄清工作中的问题。

(4)积极参加科室质控检查,发现问题及时和质控员、护士长反馈并沟通,采取改进措施。

(5)对安全隐患和低效的工作程序有一定的识别能力,能提出建设性的意见。

(6)发生任何非正常事件,能自觉填写"不良事件报告表",并及时上报。

8. 工作安排:

(1)遵守上下班工作制度,工作时间不做与工作无关的事。

(2)有一定的组织能力,有序地安排工作,合理地利用时间,高质量地完成班内工作。

（3）做好交接班前的准备工作，交接班认真、清楚；有疑问及时澄清。

（4）有主动参与科室管理的意识；创造科室内部良好的环境，保持各岗位区域的整洁；下班前做好整理工作。

（5）指导低年资护士及实习、进修人员的工作。

（6）乐于接受科室安排的额外工作，具有适应性和灵活性。

9. 工作态度：

（1）热爱本专业，具有积极进取的态度；服从工作安排和调配。

（2）对于临床科室的需求，尽力帮助解决。

（3）积极接受临床科室的反馈，并协助护士长采取改进措施。

（4）处理问题考虑全面，遵循伦理法律原则，维护科室和医院的形象。

（5）有创新意识，能提出建设性的意见和建议。

10. 仪表语言：

（1）穿着整洁，着装、发型符合要求；外出时能及时更换外出衣和外出鞋，并除去口罩。

（2）表情温和、态度和蔼、面带微笑，体现护士职业形象。

（3）以主人翁的姿态热情接待临床科室人员与来访者，举止礼貌，动作轻柔。

（4）态度真诚，仔细倾听，有较好的交流技巧。

11. 团队协作：

（1）关心同事，乐于助人，合作意识强，能促进护理队伍的团队建设。

（2）情绪稳定，维护自身形象，能为他人考虑（换位思考）。

（3）虚心接受同事的建议和反馈，并及时改进。

（4）善于对同事存在的问题提出合理的意见及建议。

（5）协助护士长处理同事间的问题（冲突）。

12. 学习实训：

（1）完成本阶段培训计划并通过考核，获得继续教育学分25分/年。

（2）保持相关证书的有效性，如CPR证书等。

（3）关心医院及科室的发展，积极参与医院及科室的各项活动和继续教育课程。

（4）阅读科室交流本、科会记录本和院内网内容，了解本院和轮训医院科室信息，并按要求签名。

13. 职业规划：

（1）明确自己在本部门工作的学习目标及专业发展，通过各种渠道不断学习知识。

（2）参与科室讨论和质量改进活动，在各种学习讨论会上有自己的见解和主张。

（3）不断学习国内外新理论、新技术，积极撰写护理论文；参与护理科研工作。

2.10 N1级护士职责

1. 岗位描述：N1级护士是指符合N0→N1晋级要求，能独立承担供应科各个区域工作的护士。在较少的监督下完成工作，仍需在高年资护士的指导下进行工作，必要时寻求帮助，遵守医院和轮训医院及部门的规章制度和操作规程；如期完成本阶段培训计划并通过考核，在临床工作中不断提高技能水平；参与科室建设和部门的质量改进工作。

2. 资质能力：具有护士职业资格证书，具有护师任职资格证书，工作时间大于2年，护理核心能力评价等级为一般。

3. 岗位职责：

(1) 分管并承担手术室及临床科室常规器械的处理，包括回收、清洗、消毒、包装、灭菌、监测及发放等工作。

(2) 按照消毒供应科工作流程、标准、技术规范完成各区域工作。

(3) 指导带教助理护士工作。

(4) 按要求做好各个工作区域的工作记录。

(5) 协助上级护士完成各个区域的工作内容。

(6) 参与科室管理工作(科室物资管理)。

(7) 协助上级护士做好质控工作。

4. 专业技能：

(1) 熟悉中心供应室各区域划分、基本原则以及功能。

(2) 根据器械物品材质和结构不同以及厂家提供说明指南，选择合适的清洗、消毒、灭菌等方法。

(3) 提供安全可靠的规范操作，保证无菌物品的质量符合要求。

(4) 落实个人防护，衣着防范措施符合各区域要求。

(5) 客观记录各登记本，要求文字清晰，无错别字，及时准确，内容能反映物品安全质量。

(6) 评估并记录各器械物品功能性、完整性、准确性。

(7)熟悉中心供应室应急处理流程，知晓各水、电、气的点位位置，具备应急能力并及时寻求帮助。

5. 护理操作：

(1)严格按规章制度和操作规程进行操作。

(2)熟悉使用科室内的仪器、设备。

(3)熟悉中心供应室各设备的功能和作用，发现问题及时上报处理。

(4)对临床科室提出的要求及时解决并反馈，具备良好的沟通技巧。

(5)遵守并落实各岗位核对制度，了解操作相关的注意事项。

6. 咨询教育：

(1)使用规范的语言，对临床的需求和存在的疑问进行专业的指导和解释工作。

(2)熟悉科室的宣教资料，并根据临床需要及时发放给临床科室。

(3)如遇到不能处理的问题，及时咨询护士长，做好相关专业知识的教育。

7. 评判性思维：

(1)结合专业知识的发展，不断学习相关的理论知识。

(2)能将理论知识与实际相结合，培养评判性思维能力。

(3)能发现识别潜在问题，积极寻求帮助，及时解决问题。

(4)工作细心，及时澄清工作中的问题。

(5)积极参加科室质控检查，发现问题及时和质控员、护士长反馈并沟通，采取改进措施。

(6)发生任何非正常事件，能自觉填写"不良事件报告表"，并及时上报。

8. 工作安排：

(1)遵守上下班工作制度，工作时间不做与工作无关的事。

(2)有一定的时间管理能力，合理安排工作，确保工作质量。

(3)做好交接班前的准备工作，交接班认真、清楚；有疑问及时澄清。

(4)创造科室内部良好的环境，保持各岗位区域的整洁；下班前做好整理工作。

(5)发放物品时，勿多发漏发，及时核对，合理收费。

(6)乐于接受科室安排的额外工作，有主动参与手术室管理的意识。

9. 工作态度：

(1)热爱本专业，具有积极的态度；服从工作安排和调配。

(2)对于临床科室的需求，尽力帮助解决。

(3)积极接受临床科室的反馈，并协助护士长采取改进措施。

(4)处理问题考虑全面，遵循伦理法律原则，自觉维护科室和医院的形象。

10. 仪表语言：

(1)穿着整洁，着装、发型符合要求；外出时及时更换外出衣和外出鞋，并除去口罩。

(2)表情温和、态度和蔼、面带微笑，体现护士职业形象。

(3)以主人翁的姿态热情接待临床科室人员与来访人员，举止礼貌，动作轻柔。

(4)态度真诚，仔细倾听，有较好的交流技巧。

11. 团队协作：

(1)关心同事、乐于助人，合作意识强，能促进护理队伍的团队建设。

(2)情绪稳定，维护自身形象，能为他人考虑(换位思考)。

(3)虚心接受同事的建议和反馈，并及时改进。

(4)善于对同事存在的问题提出合理的意见及建议。

12. 学习实训：

(1)完成本阶段培训计划并通过考核；获得继续教育学分25分/年。

(2)保持相关证书的有效性，如CPR证书等。

(3)关心医院及科室的发展，积极参与本院和轮训医院科室的各项活动和继续教育课程。

(4)阅读科室交流本、科会记录本和院内网内容，了解本院和科室信息，并按要求签名。

13. 职业规划：

(1)明确自己在本部门工作的学习目标，有较明确的学习计划，通过各种渠道不断学习相关知识与技能。

(2)参与科室讨论和质量改进活动，在本院和轮训医院及科室的各种学习讨论会上有自己的见解和主张。

2.11 N0 级护士职责

1. 岗位描述：N0 级护士是指医学院校毕业后新进入岗位工作的护士。如期完成岗前培训及本阶段其他培训项目并通过考核；在高年资护士的指导下进行工作，并随时寻求帮助，在临床工作中不断提高技能水平，学习、了解并遵守医院及部门的规章制度和操作规程；运用评判性思维，利用可及资源，尽力解决临床科室的问题；参与科室讨论和部门的质量改进工作。

2. 资质能力：具有医学院校护理学专业毕业证书，具有护士职业资格证书，应届毕业生除外，工作时间≤2年。

3. 岗位职责：

(1) 在上级护士的指导下，按照消毒供应科工作流程、标准、技术规范等完成低技术含量的基础工作。

(2) 在上级护士的指导下完成消毒技术规范化培训内容。

(3) 协助上级护士完成对临床复用诊疗器械的回收、清洗、包装、灭菌、发放工作，保持各个工作区域整洁规范。

(4) 完成上级护士、护士长安排的其他工作。

4. 专业技能：

(1) 了解中心供应室各区域划分、基本原则以及功能。

(2) 根据器械物品材质和结构不同以及厂家提供说明指南，选择合适的清洗、消毒、灭菌等方法。

(3) 提供安全可靠的规范操作，保证无菌物品的质量符合要求。

(4) 落实个人防护，衣着防范措施符合各区域要求。

(5) 客观记录各登记本，要求文字清晰，无错别字，及时准确，内容能反映物品安全质量。

(6) 评估并记录各器械物品功能性、完整性、准确性。

(7) 了解中心供应室应急处理流程，知晓各水、电、气的点位位置，具备应急能力并及时寻求帮助。

5. 护理操作：

(1) 严格按规章制度和操作规程进行操作。

(2) 正确使用中心供应室内的仪器、设备。

(3) 了解中心供应室各设备的功能和作用，发现问题及时上报处理。

(4) 对临床科室提出的要求及时解决并反馈，具备良好的沟通技巧。

(5) 遵守并落实各岗位核对制度，了解操作相关的注意事项。

(6) 操作过程中善于观察，对操作及程序有疑问时及时提问。

6. 咨询教育：

(1) 使用规范的语言，对临床的需求和存在的疑问进行专业的指导和解释工作。

(2) 了解科室的宣教资料，并根据临床需要及时发放给临床科室。

(3) 如遇到不能处理的问题，及时咨询高年资护士及护士长，做好相关专业知识的教育。

7. 评判性思维：

(1) 结合专业知识的发展，不断学习相关的理论知识。

(2) 能将理论知识与实际相结合，培养评判性思维能力。

(3) 能发现识别潜在问题，积极寻求帮助，及时解决问题。

(4) 工作细心，及时澄清工作中的问题。

(5) 积极参加科室质控检查，发现问题及时和质控员、护士长反馈并沟通，采取改进措施。

(6) 发生任何非正常事件，能自觉填写"不良事件报告表"，并及时上报。

8. 工作安排：

(1) 遵守上下班工作制度，工作时间不做与工作无关的事。

(2) 培养时间管理能力，有序地安排工作，合理地利用时间，按时完成班内工作。

(3) 做好交接班前的准备工作，交接班认真、清楚，有疑问及时澄清。

(4) 创造科室内部良好的环境，保持各岗位区域的整洁；下班前做好整理工作。

(5) 发放物品时，勿多发漏发，及时核对，合理收费。

(6) 服从科室安排，乐于接受科室分派的额外工作。

9. 工作态度：

(1) 热爱本专业，具有积极的工作态度，不计较工作得失。

(2) 对于临床科室的需求，尽力帮助解决。

(3) 积极接受临床科室的反馈，并协助护士长采取改进措施。

(4)处理问题考虑全面,遵循伦理法律原则,自觉维护科室和医院的形象。

10. 仪表语言:

(1)穿戴整洁,着装、发型符合要求。外出时能更换外出衣和外出鞋,并除去口罩。

(2)表情温和、态度和蔼、面带微笑,体现护士职业形象。

(3)以主人翁的姿态热情接待临床科室人员与来访者,举止礼貌,动作轻柔。

(4)态度真诚,仔细倾听,有较好的交流技巧。

11. 团队协作:

(1)关心同事,乐于助人,合作意识强,能促进护理队伍的团队建设。

(2)情绪稳定,维护自身形象,能为他人考虑(换位思考)。

(3)虚心接受同事的建议和反馈,并及时改进。

12. 学习实训:

(1)完成岗前培训及本阶段培训项目,并通过考核。

(2)保持相关证书的有效性,如 CPR 证书等。

(3)关心医院及科室的发展,积极参与本院和科室的各项活动和继续教育课程。

(4)阅读科室交流本、科会记录本和其他要求掌握的内容,了解科室及医院信息,并按要求签名。

13. 职业规划:

(1)明确自己本部门工作的学习目标,虚心好问,通过各种渠道不断学习相关知识和技能。

(2)参与科室讨论和质量改进活动。

2.12　精密器械清洗岗位职责

1. 根据回收单当面交接，清点、查看器械的完整性和功能，有问题与相关科室沟通。
2. 负责精密器械的清洗、消毒、干燥工作，采用保护性措施，轻拿轻放。
3. 根据器械材质、性能选择合适的清洗、消毒方法。
4. 眼科精密器械采用手工清洗。使用软毛刷在酶液下刷洗，放置专用篮筐，使用专用清洗池，采用眼科专用超声机清洗，煮沸机消毒。
5. 硬式内镜拆卸零件应放置于专用清洗筐，防止遗失。
6. 负责登记精密器械数量及清洗效果。

2.13　供氧值班员岗位职责

1. 负责全院的中心负压和氧气的供应工作。
2. 遵守医院各项规章制度,坚守岗位,保证机房设备正常运转,保持24h电话联系通畅。
3. 熟悉供氧、吸引全套设备的流程、技术操作和维修保养,熟悉各级压力指示正常值。认真观察压力表指示,并做好登记,保证设备的正常运行。
4. 供氧站每2h巡回1次,准确记录氧站压力,当储氧罐压力不足2.0MPa时及时通知液氧公司灌氧。当病区压力不足0.35MPa时,立即检查管路及储氧量,并检查增压阀工作状态。定期清理液氧罐体换能片结霜,防止结冰。
5. 按时、按需供应各科瓶装气体,认真登记交接并签名。保证入库和出库数量相符,严禁私人使用瓶氧及医用气瓶。储存气瓶的房间内"空、满"气瓶标识清楚,分区域放置,检查气瓶瓶身的名称书写清晰可辨、瓶口阀口完好,出厂灌装标签保持完好。
6. 负责与液氧及瓶氧厂家联系,及时送氧。
7. 负责负压储水桶每日更换1次并记录。
8. 工作重地,禁止闲杂人员入内,做好室内外环境卫生,保持干净整洁,不能存放私人物品及杂物。气瓶、物品等丢失照价赔偿。
9. 严禁将各种火种带入机房,防止事故的发生。
10. 接到病房故障电话,必须立即赶到现场处理,不得影响医疗工作。
11. 完成其他指令性工作。

2.14　节假日组长岗位职责

1. 节假日期间由当日灭菌员担任组长。
2. 负责当日的指导与协调工作。组织早交班。安排各岗位工作,做好人力、物力的协调管理。
3. 检查督促工作人员认真执行各项规章制度和技术操作规程,确保科室质量及安全的落实。
4. 检查器械、器具和物品的清洗、包装质量。
5. 负责检查监督各区清洁卫生整理工作。
6. 下班前,检查各区水、电、气及设备安全情况,并做好记录。

2.15 保洁员岗位职责

1. 在消毒供应科工作人员的指导下,完成各区域的保洁工作。
2. 按区域进行卫生清扫工作,卫生洁具按照区域划分使用,保洁工具不得混用。卫生洁具使用完后应消毒清洗后悬挂晾干。
3. 清洁区地面、台面每日清洁打扫2次。污染区每日清洁打扫3次。严格按照各区配备合适的消毒液浓度进行湿式打扫,打扫原则是清洁—消毒—清洁。
4. 严格按照消毒隔离制度做好保洁工作。
5. 科室设备、用具、物品不经同意不得私自移动。

2.16 设备管理员岗位职责

1. 负责收集完善设备技术资料，包括说明书、合格证等，建立设备台账，统一编号对日常设备进行检查维护管理。

2. 参加设备质量事故分析会，对设备安全、人身事故坚持不放过任何一个环节。

3. 负责编制设备安全操作规程，定期对操作工作进行正确的宣传指导和培训。

4. 负责指导操作员正确使用设备及维护管理，督促操作者遵守有关生产设施的使用要求。

5. 熟悉住宅供水、供电、消防系统管线路和公共设施位置，以及设备的性能和使用状况。熟练操作水、电设备系统及消防设备，能及时排除故障。

6. 熟练掌握并严格执行操作规程，遵守水电公共设施运行保养制度，每周保养1次，小修不过夜，大修做好监测，会判断和处理一般的故障，熟悉处理故障的应急措施。

7. 每周巡查设备，认真做好各种运行记录，发现问题及时上报。

8. 发生停电、停水、火警或其他事故，应立即到位。查明原因后采取应急措施，并及时上报。

9. 对装修施工场所进行监督，确保施工不影响设备的正常运行。

10. 坚守岗位，按时上下班。做好各种记录。下班前做好交接班工作。

11. 每年进行1次设备对账，填写报废手续。

2.17 低温灭菌岗位职责

1. 负责低温环氧乙烷灭菌器及过氧化氢等离子灭菌器的保洁养护工作，并做好记录。
2. 每日用清水擦拭物表、地面 1 次，并记录，应用紫外线消毒传递窗，随时保持灭菌间的整洁。
3. 负责每天低温灭菌物品的包装质量检查及灭菌装载工作，做好灭菌过程监测并记录。
4. 根据各种物品的材质及性能，正确选择灭菌方式，并填写灭菌记录。
5. 检查灭菌包外包标识是否合格，并按要求规范装载。
6. 灭菌人员应经过专业培训并持证上岗，正确规范操作，灭菌过程中随时观察灭菌压力、温度以及水、电、气运转是否正常，发现问题及时解决。
7. 灭菌完成后检查灭菌效果，查看物理、化学及生物监测结果，灭菌监测合格后，物品方可发放。整理工作间，核对各种登记。

2.18 感染管理员岗位职责

1. 负责本科室感染管理的各项工作,结合科室感染防控工作特点,制定相应的医院感染管理制度,并组织实施。
2. 根据科室感染特点,制定相应的感染预防控制措施及流程,并组织实施。
3. 配合医院控感科进行本科室的感染监测,及时报告科室感染病例,并定期对科室感染监测、防控工作的落实情况进行自查、分析,发现问题及时改进,并做好相应记录。
4. 负责本科室工作人员的感染管理知识和技能操作的培训,并做好考核。
5. 接受医院对本科室感染管理工作的监督、检查与指导,落实医院感染管理相关改进措施,评价改进效果,做好相应记录。
6. 定期考核医院感染管理相关知识,如清洁与消毒、手卫生、个人防护等,并根据其知识掌握情况开展相应的培训与指导。
7. 应对科室所有相关人员进行医院感染管理相关知识如手卫生、清洁消毒、个人防护等的教育。

第3部分

消毒供应科工作流程

3.1 回收及下送工作流程

3.1.1 回收操作流程及操作标准

准备：
1. 人员准备：穿工作服，戴圆帽、口罩。
2. 用物准备：回收车、回收箱，手套，快速手消毒剂，笔，回收单。

病区使用后物品分类进行处理：
1. 使用后的一般容器、过期物品统一放置在容器内。
2. 器械、器具沾有明显血块、污迹，用流动清水立即冲洗。
3. 冲洗处理后的物品放置在污物密闭容器内。
4. 确诊的感染性疾病物品，用双层黄色胶袋密封，胶袋外标明科室、疾病名称、器械和器具数量等。

回收过程：
1. 无须在科室清点数量时，戴薄膜手套，将回收箱搬上回收车。
2. 器械需要清点数量时，操作者戴橡胶手套，清点数量时检查器械质量，清点完毕，脱手套，实施手消毒或洗手，登记回收数量，不合格物品填写回收意见单。
3. 污染手严禁接触清洁物品及公共设施。
4. 实施标准预防措施，防止职业暴露的发生。

卸载过程：
1. 用清洁手打开去污区门，推回收车进入去污区，戴手套后将回收箱搬上分类台。
2. 分类台物品较满的情况下，可暂时存放在回收车内，依次进行卸载。
3. 卸载过程中轻拿轻放，避免发生物品损坏及增加噪音。

清洁整理：
对回收车、回收箱进行清洗消毒，干燥存放。

注意事项：

1. 运送无菌物品的车不得进入污染电梯及污染区域，运送过程中应保持下送车的密闭性。

2. 发放应遵守先进先出的原则，发放时应认真核对无菌物品的有效期，不得发出散包、湿包、落地包、不洁包、失效物品以及标识不明确、灭菌不合格的包。

3. 植入物及外来手术器械应在生物监测结果合格后方可发放。紧急植入性手术器械可在生物PCD中加入第5类化学指示卡，合格后可作为提前发放的标志，但在生物监测结果出来后应及时通报使用部门。

4. 运送物品的工具每次使用后用500mg/L的含氯消毒液擦拭，消毒处理后干燥备用。

3.1.2 无菌物品下送操作规程及质量标准

准备：
1. 人员准备：穿工作服，戴圆帽，洗手。
2. 用物准备：下送车，快速手消毒剂，笔，下送单。

↓

核对：在无菌物品发放间确认，发现不合格或数目不符的物品及时退回。

↓

装车：将无菌物品置于下送箱、下送车，按下送顺序合理装箱及装车。

↓

科室：推下送车至临床科室，快速手消毒后将物品送至科室指定位置，与科室人员再次核对无菌物品质量和领物科室、物品名称及数量等，并双方签名备查。
1. 按指定路线到达各科室，保持运输过程中的密闭，下送车不得进入污梯及污染区域。
2. 不得发出散包、湿包、落地包、不洁包、失效物品以及日期和灭菌标识不明确、灭菌不合格的包。
3. 注意手卫生，用清洁的手接触无菌物品。

↓

清洁整理：回发放间洁车存放处，对下送车、下送箱进行清洗消毒，干燥存放。

3.1.3 回收车/箱清洗消毒流程

准备
1. 人员准备：穿工作服和防水隔离衣，戴圆帽、口罩和护目镜/面罩，穿专用鞋，戴双层手套。
2. 用物准备：含氯化学消毒剂，专用毛巾，储物架；检查消毒剂的有效期、浓度，按产品要求配制。
3. 环境准备：温度、相对湿度及机械通风的换气次数符合 WS310.1—2016 的 7.2.6 要求，光线充足，适合操作。

↓

1. 洗手符合七步洗手法要求。
2. 检查手套有无穿孔或破损。

↓

质量评估：回收箱无破损。
1. 回收箱有破裂时要更换。
2. 车轮转动不灵活时，要及时维修。
3. 操作过程中未造成周围的环境污染和自身的职业暴露。

↓

冲洗：自来水冲洗回收箱及回收车的各个表面及车轮。
操作过程中未造成周围的环境污染和自身的职业暴露。

↓

消毒：含氯消毒剂擦洗或浸泡。
化学消毒剂浓度监测符合要求，做好记录。下送车用 500mg/L 的含氯消毒液进行擦拭，回收车、车轮、密闭回收箱用 1000mg/L 的含氯消毒液进行擦拭。静置 30min。

↓

擦拭：更换手套，再次用清洗机或高压水枪冲洗车身和车轮，流动水下冲洗密闭回收箱。
1. 橡胶手套及毛巾必须清洁以防造成二次污染。
2. 操作过程中轻拿轻放，防止物品损坏。

↓

整理：将回收箱定位放置干燥备用，回收车归位备用。
1. 保持污车清洗间整洁。
2. 回收箱及回收车干燥存放，避免微生物繁殖。

注意事项：

1. 无菌下送车及回收运送车应注明"洁""污"标记，专车专用，分开使用，严禁混用。

2. 回收车或密闭箱等工具均应一用一洗一消毒，并干燥备用。

3. 发放无菌物品的车，每次用后必须用含有效氯的消毒液擦拭后，方可进入无菌区。回收污染物品的车，每次用后必须用1000mg/L的含氯消毒液进行擦拭。

4. 使用清洗设备干燥时要避免水滴飞溅，以免产生气溶胶和造成周围环境的污染。

5. 保持污物清洗间整洁干燥，回收箱定位放置，回收车归位。

6. 小车用清洗机清洗后应彻底干燥，防止车轮生锈影响使用。

3.1.4　新型冠状病毒感染用物回收、下送流程

准备工作：
下收下送人员佩戴一次性圆帽、一次性医用外科口罩、一次性隔离衣、一次性手套，备特殊感染用物专用密闭车和整理箱。

↓

回收路线：
回收人员按照医院感染防控指定路线，回收发热、急诊、隔离病区器械物品。

↓

下收污染物品：
单趟回收，通过污染物品回收通道至发热门诊和隔离病房，与对方人员在污染通道处交接（勿进入工作区域）；下收下送人员手持整理箱外壁，对方人员将装有污染物品的双层密封塑料袋投放至整理箱内（医务人员和患者用物分开装载回收），立即关闭整理箱盖，更换外层手套，放入密封车上锁，按规定路线返回去污区。

↓

去污区处理：
1. 到达去污区，采用 1000mg/L 的含氯消毒剂对回收容器和防渗漏收集袋外表面进行喷雾消毒处理。
2. 取出防渗漏收集袋进行下一步物品处理，操作过程中避免污染环境。

↓

终末处理：
更换个人防护用具，进行防护用品的处理；运送车辆和整理箱按照"特殊感染用物转运车处理流程"进行处理。

↓

下送无菌物品：
下送无菌物品：将无菌物品送至发热门诊和隔离病房，与对方工作人员在清洁通道处交接（勿进入工作区域）。

3.1.5 新型冠状病毒感染用物转运车处理流程

准备工作：
洗车人员佩戴一次性圆帽、一次性医用外科口罩、一次性防水隔离衣、一次性防护面罩、一次性手套、胶靴。准备特殊感染车辆清洗专用桶和清洁布。

↓

洗车遵循消毒—清洗—消毒原则，在洗车间进行消毒程序。
在特殊感染洗车专用桶中配制含氯消毒液，1000mg/L作用30min。擦拭顺序：从污染较轻的部位开始处理，再处理污染较重部位，车体外部（由上至下，车门扶手重点擦拭）→车轮→车内（由上至下）。

↓

终末处理：
更换个人防护用具；洗车专用桶和清洁布清洗消毒后干燥备用。终末处理完成后，再脱防护服。

3.2 去污区工作流程

3.2.1 去污区入室流程

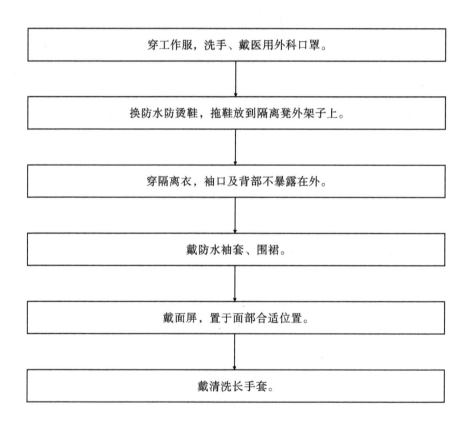

3.2.2　去污区出室流程

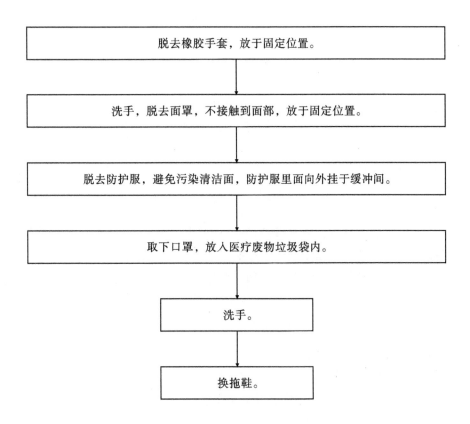

3.2.3　清洗岗工作流程

8:00 上班,开晨会。

8:20 进入去污区,按规范要求进行着装,穿防护服、防护鞋,戴口罩、帽子、手套。

9:00 按规范要求进行各科污染物品清洗、消毒、干燥。

11:00 对清洗工具、清洗台、地面、清洗设备等进行终末消毒,干燥备用。

11:50 脱去防护用品,按标准要求洗手,对环境进行空气净化机消毒,离开去污区。

12:00 下班。

13:30 上班,按规范要求着装进入去污区,穿好防护用品,做好清洗前的准备工作。按照规范清洗器械并消毒、干燥。根据器械性状选择。

17:00 对清洗池、清洗台、地面、清洗设备等进行终末清洁、消毒,干燥备用。

17:30 脱去防护用品,按标准要求洗手,离开去污区,下班。

3.2.4 手工清洗操作流程

金属类	穿刺针、活检针	测压管	胶管
1. 冲洗：流动水冲洗器械表面。 2. 洗涤：酶液浸泡3~5min，刷洗器械齿槽部和轴节处。 3. 漂洗：流动水冲洗或刷洗。 4. 终末漂洗：流动纯化水进行冲洗。 5. 上油、消毒干燥。 质量要求： 表面及其关节、齿牙处应光洁，无血渍、污渍、水垢等残留物质和锈斑；功能完好无损坏。	1. 冲洗：流动水冲洗器械表面。 2. 洗涤：逐个拔出针芯酶液浸泡（腔内注满水）3~5min后，用注射器反复冲洗管腔及用软毛刷刷洗表面和针芯。 3. 漂洗：在流动水下冲洗并用压力水枪反复冲洗腔内。 4. 终末漂洗：用水枪反复冲洗管腔10次以上，再用压力气枪吹干。 5. 消毒干燥。 质量要求： 针尖锐利、光滑无钩、斜面适宜、针梗无弯曲、无污垢、无锈迹。	1. 冲洗：流动水冲洗测压管内外。 2. 洗涤：酶液浸泡（腔内注满水）3~5min后，用注射器反复冲洗管腔及用软毛刷刷洗表面。 3. 漂洗：在流动水下冲洗并用压力水枪反复冲洗腔内。 4. 终末漂洗：用水枪反复冲洗管腔10次以上，再用压力气枪吹干。 5. 消毒干燥。 质量要求： 试管光滑、透明、无污垢、无裂痕、无破损。	1. 冲洗：流动水冲洗测压管内外。 2. 洗涤：放入酶液中浸泡5min后充分揉搓。 3. 漂洗：流动水下冲洗，用压力水枪反复冲洗腔内。 4. 终末漂洗：用高压水枪反复冲洗管腔，再用高压气枪吹干。 5. 消毒干燥。 质量要求： 导管无老化、粘连、破损，内外无血迹、污垢，管腔通畅。

3.2.5 多关节/多齿槽等复杂结构器械手工清洗操作流程

准备：
1. 操作者：穿工作服和防水隔离衣，戴圆帽、口罩和护目镜/面罩，穿专用鞋，必要时剪指甲、洗手，戴双层手套。
洗手符合七步洗手法要求。
检查手套有无穿孔或破损。
2. 用物：各种清洗剂、毛刷、网篮、超声清洗机。

↓

质量评估：器械的完整性，器械有无锈迹、油迹、胶布痕迹、异物等，轴关节处污染程度。
1. 有锈用除锈剂擦拭再初步清洗。
2. 干涸血迹用含酶清洁液浸泡5min后初步清洗。
3. 油迹用碱性清洁剂初步刷洗并冲洗。
4. 胶布痕迹用松节油去除再刷洗、清洗。
5. 操作过程中未造成周围环境的污染或自身的职业暴露。

↓

刷洗：清洁液面下刷洗轴节处、槽齿处、螺纹处、凹位、管腔等部位。
防止水滴飞溅，操作过程中未造成周围环境的污染或自身的职业暴露。

↓

超声清洗：器械在流动水下冲洗后置于超声波清洗机网篮内，超声清洗5~10min。
1. 器械充分打开，可拆开的器械充分分离各组件，器械应置于液面下2cm。
2. 清洗过程关闭面盖，温度控制在40~45℃之间。
3. 操作过程中未造成周围环境的污染或自身的职业暴露。

↓

漂洗：流动水冲洗或刷洗。
防止水滴飞溅，操作过程中未造成周围环境的污染或自身的职业暴露。

↓

终末漂洗：纯化水冲洗。
防止水滴飞溅，操作过程中未造成周围环境的污染或自身的职业暴露。

↓

消毒：采用湿热消毒。温度≥90℃，时间≥1min。
1. 湿热消毒方法：A0值≥600。
2. 化学消毒剂浓度检测符合要求，并做好记录。

注意事项：

1. 刷洗操作应在水面下进行。

2. 刷洗钳子时应注意齿牙，带关节器械撑开刷洗，注意关节、咬合面及锁齿部位。

3. 刷洗剪刀时应注意剪刀的咬合面。

4. 器械禁止放置在超声清洗机腔体底部清洗。

3.2.6 盆、碗、弯盘、缸清洗流程

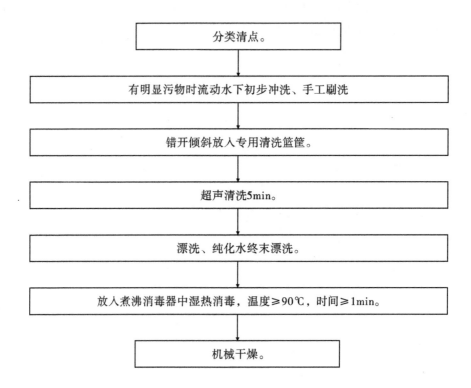

注意事项:

1. 用纱布清洗物品表面。
2. 用毛刷刷洗器皿边沿缝隙。
3. 盆碗大小应错开放置。
4. 干燥时口朝下。

3.2.7　常规器械(剪、钳、镊)清洗流程

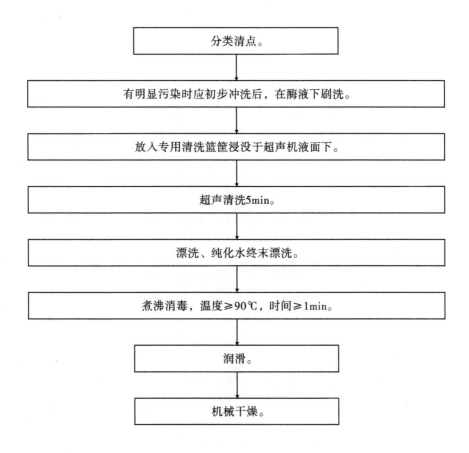

注意事项:
1. 刷洗时应在水面下进行,防止气溶胶。
2. 齿牙面无肉眼可见的血迹、污迹。

3.2.8 管腔类器械(脑压管、穿刺针、吸引器、硅胶管)清洗流程

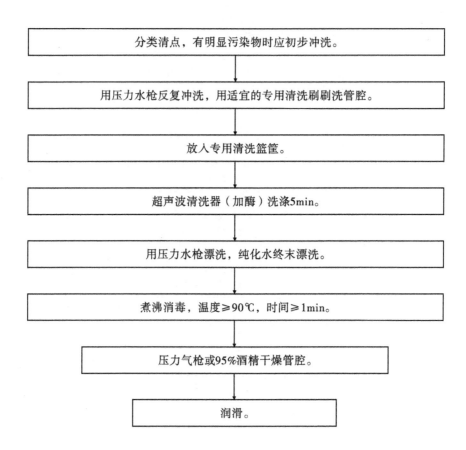

3.2.9 眼科精密器械清洗流程

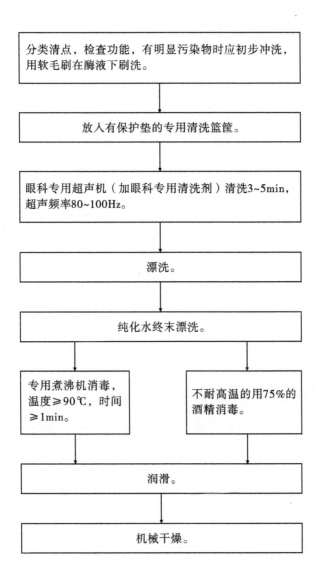

3.2.10 口腔普通器械清洗流程

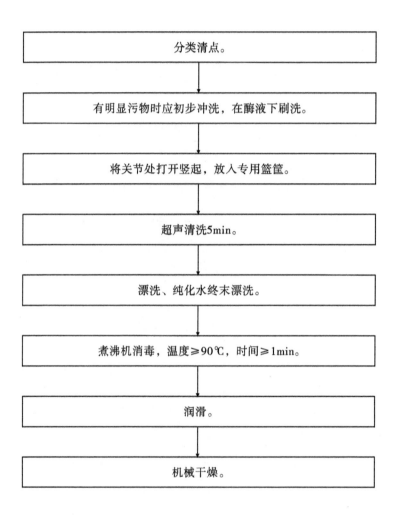

3.2.11　口腔手机清洗流程

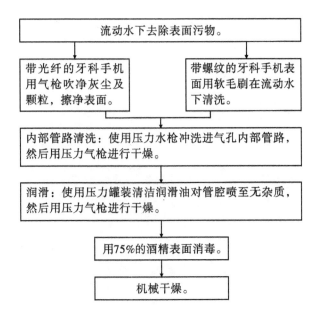

注意事项：

1. 使用压力罐装润滑油时，用纸巾或透明塑料袋包住机头，避免油雾播散。

2. 部件能拆开的牙科手机应拆开清洗，不能拆开的选用压力水枪进行内部管路清洗。

3. 使用压力水枪清洗牙科手机后应尽快使用压力气枪进行内部气路干燥，避免轴承损坏。

4. 压力水枪和压力气枪的压力宜在200~250kPa，不应超过牙科手机使用说明的压力。

5. 牙科手机不应浸泡在液体溶液内清洗。

6. 使用罐装润滑油清洁的过程中，如有污物从机头部位流出，应重复使用水枪和气枪清洗内部管路。

3.2.12　硬式内镜清洗流程

光学镜面类手工清洗操作流程：

准备：
1. 操作者：穿工作服和防水隔离衣，戴圆帽、口罩和护目镜/面罩，穿专用鞋，必要时剪指甲、洗手，戴双层手套。
洗手符合七步洗手法要求。
检查手套有无穿孔或破损。
2. 用物：多酶清洗剂、纱布、擦镜纸、75%的酒精。

↓

质量评估：物品的完整性，透过接目镜观察视野清晰、完整。
1. 注意动作轻柔。
2. 操作过程中未造成周围环境的污染或自身的职业暴露。

↓

冲洗：流动水冲洗。
操作过程中未造成周围环境的污染或自身的职业暴露。

↓

浸泡：含酶清洗液浸泡 3~5min。

↓

擦洗：湿纱布擦洗，至少 2 次。
动作轻柔，操作过程中未造成周围环境的污染或自身的职业暴露。

↓

漂洗：流动水冲洗。
1. 无清洁液残留。
2. 动作轻柔。
3. 操作过程中未造成周围环境的污染或自身的职业暴露。

↓

终末漂洗：纯化水冲洗。
1. 注意动作轻柔。
2. 操作过程中未造成周围环境的污染或自身的职业暴露。

↓

干燥：干纱布擦干镜身，擦镜纸擦干镜面。

↓

消毒：更换手套，75%的酒精纱布擦拭消毒，擦镜纸擦干镜面。
装盒：保护镜面，备注。

注意事项：
1. 单独清洗，轻放于胶垫上，防止划伤光学目镜镜面。
2. 不应采用超声清洗。

光导纤维及各种禁水皮线类手工清洗操作流程：

```
准备：
1. 操作者：穿工作服和防水隔离衣，戴圆帽、口罩和护目镜/面罩，穿专用鞋，必要时剪指甲、洗手，戴双层手套。
洗手符合七步洗手法要求。
检查手套有无穿孔或破损。
2. 用物：多酶清洗剂、纱布、擦镜纸、75%的酒精。
```
↓
```
质量评估：物品的完整性，无明显折痕、扭曲、划痕、裂缝等。
操作过程中未造成周围环境的污染或自身的职业暴露。
```
↓
```
湿擦：湿沙布擦净表面血迹等。
操作过程中未造成周围环境的污染或自身的职业暴露。
```
↓
```
擦洗：多酶纱布擦洗，至少2次。
```
↓
```
湿擦：湿纱布擦洗，至少3次。
无清洗剂残留。操作过程中未造成周围环境的污染或自身的职业暴露。
```
↓
```
擦干：干纱布擦干。
```
↓
```
消毒：更换干净的橡胶手套，75%酒精纱布擦拭消毒，擦镜纸擦干摄像头。
均匀盘旋成圈，备用。
```

腹腔镜器械手工清洗操作流程：

准备：
1. 操作者：穿工作服及防水隔离衣，戴圆帽、口罩和护目镜/面罩，穿专用鞋，必要时修剪指甲、洗手，戴双层手套。
洗手符合七步洗手法要求。
检查手套有无穿孔或破损。
2. 用物：各种清洗剂、专用毛刷、专用篮筐、高压水枪及气枪、超声清洗机，蒸汽清洗机。

↓

质量评估：器械的完整性，无零配件缺失，器械的污染程度。
1. 有锈用除锈剂擦拭后再初步清洗。
2. 干涸血迹用酶液浸泡5min后刷洗再清洗。
3. 油迹用碱性清洗剂初步清洗。
4. 操作过程中未造成周围环境的污染和自身的职业暴露。

↓

冲洗：流动水冲洗，管腔用高压水枪水面下冲洗至少5次，每次持续10s。
1. 清洗过程中面屏关闭，冲洗水温度控制在40~45℃之间，器械应置于液面下2cm。
2. 操作过程中未造成周围环境的污染和自身的职业暴露。

↓

刷洗：酶液液面下刷洗，轴关节处、槽齿处、螺纹处、凹位、管腔等部位，管腔用专用毛刷清洁液液面下刷洗至少3次。
1. 防止气溶胶和水滴飞溅，操作过程中未造成周围环境的污染和自身的职业暴露。
2. 注意动作轻柔。
3. 毛刷最后一次通出管腔后无污物附着。

↓

超声清洗：将器械置于超声清洗机筛筐内超声清洗至少5min。
操作过程中未造成周围环境的污染和自身的职业暴露。

↓

漂洗：流动水冲洗，高压水枪水面下冲洗管腔至少5次，每次持续至少10s。
1. 操作过程中未造成周围环境的污染和自身的职业暴露。
2. 测试管腔无堵塞，水枪冲洗时水流成直线。

↓

终末漂洗：纯化水冲洗，高压水枪冲洗管腔至少2次。
操作过程中未造成周围环境的污染和自身的职业暴露。

↓

消毒：器械用专用篮筐盛放，温度≥90℃，时间≥1min。
防止烫伤。

↓

干燥：高压气枪吹干管腔。
器械经处理后清洁干燥。

注意事项：

1. 管腔器械应用压力水枪进行管腔冲洗和漂洗，管腔水流通畅，喷射的水柱呈直线、无分叉。

2. 硬式内镜可拆卸部分应拆开至最小单位；小的精密硬式内镜附件放在专用的密纹清洗筐中清洗。

3. 硬式内镜的轴节部、弯曲部、管腔内使用软毛刷彻底刷洗；应水面下刷洗。

4. 超声清洗的方法遵循 WS310.2 附录 B 中的相关规定。

腹腔镜器械机械清洗流程：（医用清洗机）

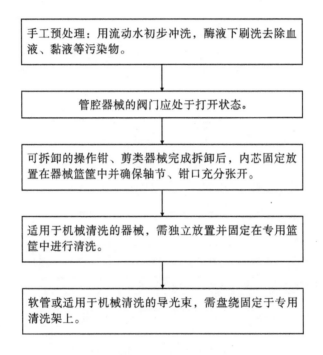

注意事项：

1. 管腔器械应使用压力水枪进行管腔冲洗。

2. 硬式内镜可拆卸部分应拆卸至最小单位，小配件使用小型带盖密纹清洗筐妥善放置。

3.2.13 软式内镜清洗流程

预处理流程：

↓

用含有清洗液的湿巾或湿纱布擦去内镜外表面污物后，将光源和视频处理器拆离。

↓

反复送气与送水至少10s。

↓

将内镜的先端置入装有清洗液的容器中，启动吸引功能，抽吸清洗液直至其流入吸引管。

↓

盖好内镜防水盖，放入运送容器。

↓

测漏流程：

↓

取下各类按钮和阀门。

↓

连接好测漏装置，并注入压力。

↓

将内镜完全浸没于水中，使用注射器向各个管道注水，以排出管道内的气体。向各个方向弯曲内镜前端，及插入部、操作部、连接部观察有无气泡冒出。

↓

发现渗漏，应及时保修送检。

↓

清洗流程：

↓

将内镜、按钮和阀门完全浸没于清洗槽内的酶液中。

↓

使用动力泵或压力水枪充分冲洗内镜各管道至无清洗液残留。

↓

用擦拭布反复擦洗镜身，应重点擦洗插入部和操作部。擦拭布一洗一用一更换。

↓

刷洗软镜内所有管道至无污物，刷洗时应两头见刷头。

↓

连接全管道灌流器，使用动力泵或注射器将各管道内充满清洗溶液，浸泡时间应遵循产品说明书。

↓

漂洗流程：

↓

将清洗后的内镜连同全管道灌流器、按钮、阀门移入漂洗槽内。

```
↓
┌─────────────────────────────────────────────────────────────┐
│ 用流动水冲洗内镜的外表面、按钮和阀门。                      │
└─────────────────────────────────────────────────────────────┘
↓
┌─────────────────────────────────────────────────────────────┐
│ 使用动力泵或压力水枪充分冲洗内镜各管道至无清洗液残留。      │
└─────────────────────────────────────────────────────────────┘
↓
┌─────────────────────────────────────────────────────────────┐
│ 使用动力泵或压力气枪向各管道充气至少30s,去除管道内的水分。  │
└─────────────────────────────────────────────────────────────┘
↓
┌─────────────────────────────────────────────────────────────┐
│ 用擦拭布擦干内镜外表面、按钮、阀门,擦拭布应一用一换。       │
└─────────────────────────────────────────────────────────────┘
↓
┌─────────────────────────────────────────────────────────────┐
│ 终末漂洗流程:                                               │
└─────────────────────────────────────────────────────────────┘
↓
┌─────────────────────────────────────────────────────────────┐
│ 将内镜连同全管道灌流器,以及按钮、阀门移入终末漂洗槽。       │
└─────────────────────────────────────────────────────────────┘
↓
┌─────────────────────────────────────────────────────────────┐
│ 使用动力泵或压力水枪,用纯化水或无菌水冲洗内镜各管道至少2min,│
│ 直至无消毒剂残留。                                          │
└─────────────────────────────────────────────────────────────┘
↓
┌─────────────────────────────────────────────────────────────┐
│ 用纯化水冲洗内镜的外表面、按钮和阀门。                      │
└─────────────────────────────────────────────────────────────┘
↓
┌─────────────────────────────────────────────────────────────┐
│ 取下全管道灌流器。                                          │
└─────────────────────────────────────────────────────────────┘
↓
┌─────────────────────────────────────────────────────────────┐
│ 干燥流程:                                                   │
└─────────────────────────────────────────────────────────────┘
↓
┌─────────────────────────────────────────────────────────────┐
│ 将内镜、按钮和阀门置于铺设无菌巾的专用干燥台。无菌巾应每4h更换1次。│
└─────────────────────────────────────────────────────────────┘
↓
┌─────────────────────────────────────────────────────────────┐
│ 用75%~95%乙醇或异丙醇灌注所有管道。                         │
└─────────────────────────────────────────────────────────────┘
↓
┌─────────────────────────────────────────────────────────────┐
│ 用无菌巾擦拭布、压力枪干燥内镜外表面、按钮和阀门。          │
└─────────────────────────────────────────────────────────────┘
↓
┌─────────────────────────────────────────────────────────────┐
│ 安装按钮和阀门。                                            │
└─────────────────────────────────────────────────────────────┘
↓
┌─────────────────────────────────────────────────────────────┐
│ 灭菌:                                                       │
└─────────────────────────────────────────────────────────────┘
↓
┌─────────────────────────────────────────────────────────────┐
│ 根据内镜品牌及型号,参照其说明书选择相应的灭菌方式,如低温环氧乙烷灭菌、过氧化氢低温等离子灭菌等。│
└─────────────────────────────────────────────────────────────┘
```

注意事项:

1. 每清洗一条内镜后清洗液应更换。
2. 将清洗刷清洗干净,高水平消毒后备用。
3. 擦拭布一洗一用一更换。

3.2.14 胃肠活检钳手工清洗流程

准备：
1. 操作者：穿工作服和防水隔离衣，戴圆帽、口罩和护目镜/面罩，穿专用鞋，必要时剪指甲、洗手，戴双层手套。
洗手符合七步洗手法要求。
检查手套有无穿孔或破损。
2. 用物：碱性清洗剂、各种毛刷、推车、清洗篮筐、干燥柜处于备用状态。

↓

质量评估：活检钳的完整性，前端闭合是否良好，有无明显扭曲、折痕，活动是否正常，有无锈迹、干涸血迹、油迹、异物等。
1. 有锈的器械先用除锈剂擦拭再初步刷洗并冲洗。
2. 干涸血迹用酶液浸泡5min后初步清洗。
3. 油迹用碱性清洗剂初步刷洗并冲洗。
4. 操作过程中未造成周围环境的污染或自身的职业暴露。

↓

冲洗：张开前端流动水冲洗。
操作过程中未造成周围环境的污染或自身的职业暴露。

↓

刷洗：将活检钳拉直放在分类台上用毛刷蘸多酶清洁液刷洗，特别是前端，要张开刷洗。一人操作手柄张开前端，另一人抓住前端进行刷洗。
1. 注意动作轻柔。
2. 操作过程中未造成周围环境的污染或自身的职业暴露。

↓

漂洗：流动水冲洗，注意张开钳的前端冲洗。
1. 无清洗剂残留。
2. 操作过程中未造成周围环境的污染或自身的职业暴露。

3.2.15 外来器械及植入物清洗流程

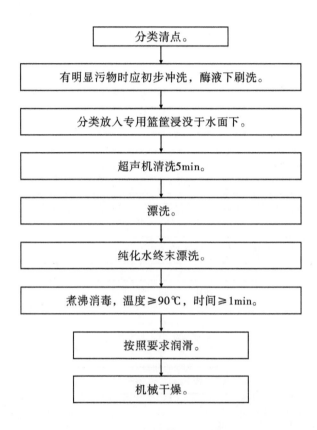

1. 管腔等特殊类：遵照手术吸引器头、吸刮器等管腔类器械清洗流程。
2. 精密器械类：遵照精密手术器械清洗流程。
3. 动力器械类：参照电钻清洗流程。

注意事项：
1. 按照厂商提供的说明书进行清洗消毒。
2. 将植入物单独放置于篮筐中清洗。

3.2.16 外来器械处置流程

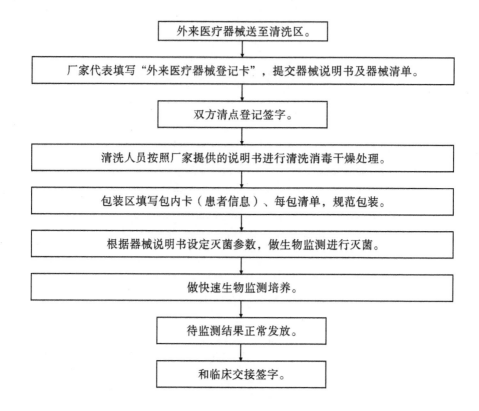

注意事项:

1. 除急诊手术外,术者应根据手术安排,联系器械公司将手术器械于前一日 15 点前送至消毒供应中心去污区。

2. 有植入物的外来器械,厂家应告知供应室清洗人员。

3. 消毒供应中心清洗人员与器械公司双方共同清点、核对相关信息,无误后共同在"外来医疗器械登记卡"及"外来医疗器械登记表"上签名。

4. 核对信息包括:手术名称,手术患者姓名、床号,器械品牌、名称和数量,植入物的种类、规格和数量等。

3.2.17 电钻清洗流程

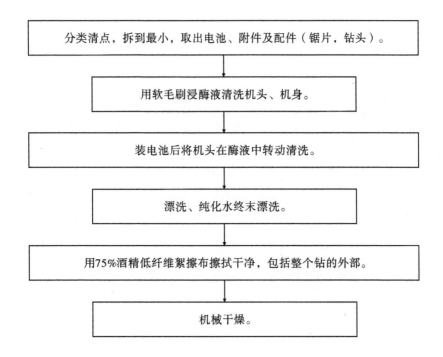

注意事项：

1. 不得将机头警戒线以上，附件或电池浸入到任何液体中，包括水。除非制造商有规定，否则不得使用润滑剂。

2. 在流动水下进行漂洗，确保不让水进入电池接触区。

3.2.18 呼吸机管道清洗流程

```
┌─────────────────────────────────────────────────────────────────┐
│ 检查、拆卸、清点。                                              │
└─────────────────────────────────────────────────────────────────┘
┌─────────────────────────────────────────────────────────────────┐
│ 冲洗：用高压水枪冲洗呼吸管路，在流动水下冲洗各部件上的有机物和污渍。│
└─────────────────────────────────────────────────────────────────┘
┌─────────────────────────────────────────────────────────────────┐
│ 冷凝水储水瓶和湿化罐水垢不明显时，可用棉签蘸少许除垢剂先进行除垢，如水垢│
│ 明显则放入除垢剂中浸泡20~30min，然后再用自来水冲洗干净湿化罐上的除垢剂。│
└─────────────────────────────────────────────────────────────────┘
┌─────────────────────────────────────────────────────────────────┐
│ 酶洗：放入多酶清洗剂溶液中浸泡5min，用专用毛刷在液面下刷洗呼吸机管路及│
│ 附件等。                                                        │
└─────────────────────────────────────────────────────────────────┘
┌─────────────────────────────────────────────────────────────────┐
│ 漂洗：                                                          │
│ 1. 流动水下冲洗或刷洗呼吸机管路及附件等部位，各管路用高压水枪（自来水）│
│    进行冲洗。                                                   │
│ 2. 再用纯化水进行终末漂洗。                                     │
└─────────────────────────────────────────────────────────────────┘
┌─────────────────────────────────────────────────────────────────┐
│ 消毒：放入500mg/L的含氯消毒液中浸泡30min或煮沸消毒，温度≥90℃,时间│
│ ≥5min。                                                         │
└─────────────────────────────────────────────────────────────────┘
┌─────────────────────────────────────────────────────────────────┐
│ 含氯消毒液消毒后需二次用纯化水反复漂洗，以确保无消毒剂残留。    │
└─────────────────────────────────────────────────────────────────┘
┌─────────────────────────────────────────────────────────────────┐
│ 干燥：                                                          │
│ 1. 使用高压气枪吹干呼吸机管路及附件。                           │
│ 2. 将呼吸机管路及附件放入55℃烘干箱内进行烘干，确保呼吸机管路及附件干│
│    燥、无水渍、洁净、透亮。                                     │
└─────────────────────────────────────────────────────────────────┘
```

注意事项：

1. 检查呼吸机管道各部件是否完整，各个连接处、接头、冷凝水储存瓶和湿化瓶是否有裂痕等，功能是否良好。

2. 按顺序分解拆卸呼吸管路各部件，无损伤，无丢失小零件，注意要最大限度地拆卸。

3. 将呼吸机管路和附件完全浸没在多酶清洗液中浸泡，彻底刷洗各部位。

4. 消毒容器应加盖、密闭。呼吸机管路及附件应全部浸没在消毒液中。

5. 干燥时注意调节温度，避免和干燥柜壁接触。

3.2.19 湿化瓶/罐清洗流程

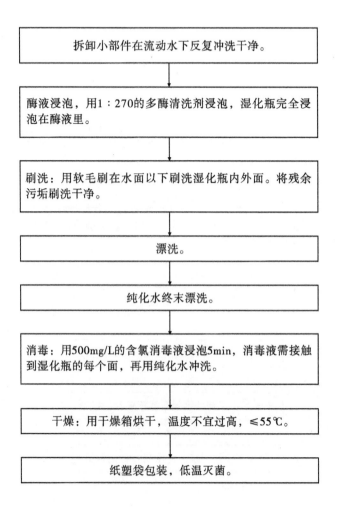

3.2.20 喉镜清洗流程

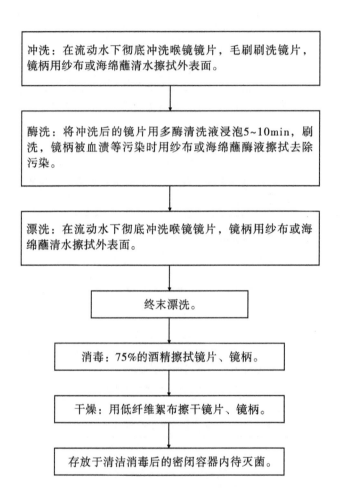

3.2.21　简易人工呼吸器清洗流程

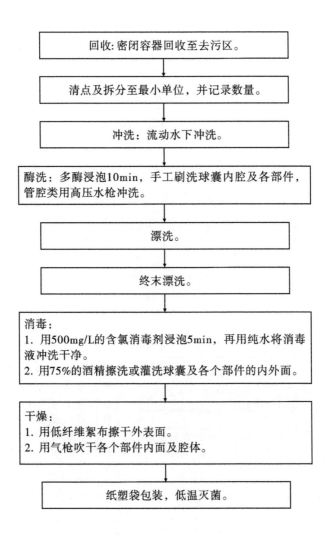

3.2.22 特殊感染器械处理流程

被朊毒体污染的诊疗器械、器具和物品的处理流程：

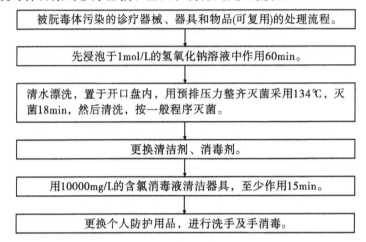

被不明传染病病原体污染的诊疗器械、器具和物品的处理流程：

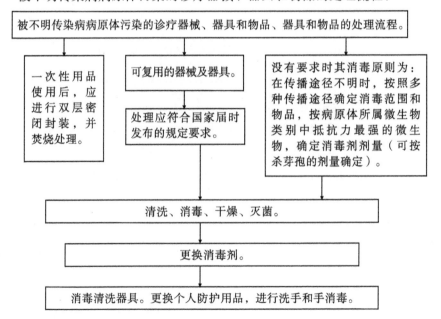

被气性坏疽污染的诊疗器械、器具和物品的处理流程：

```
                被气性坏疽污染的诊疗器械、器具和物品的处理流程。
                            │
          ┌─────────────────┴─────────────────┐
          ▼                                   ▼
  疑似或确诊气性坏疽              重复使用的污染器械、器具和物品。
  感染的病人。                              │
          │                     ┌───────────┴───────────┐
          ▼                     ▼                       ▼
  宜选用一次性诊疗器      一般污染采用1000mg/L    有明显污染时用5000mg/L
  械、器具和物品。        ~2000mg/L的含氯消毒    ~10000mg/L的含氯消毒
          │              剂浸泡30~45min。        剂浸泡60min。
          ▼                     └───────────┬───────────┘
  使用后进行双层密闭封                       ▼
  装并焚烧处理。                    清洗、消毒、干燥、灭菌。
                                            │
                                            ▼
                              更换消毒剂，消毒清洗器具。
                                            │
                                            ▼
                          更换个人防护用品，进行洗手和手消毒。
```

注意事项：

1. 使用后的清洁剂、消毒剂应每次更换。

2. 每次处理工作结束后应立即采用1000mg/L的含氯消毒剂清洗器具，至少作用15min，确保所有的污染表面都接触到消毒剂。

3. 每次处理工作结束后，应立即消毒清洗器具，更换个人防护用品，进行洗手和手消毒。

3.2.23 污染生锈器械除锈流程

准备：
1. 操作者：穿工作服和防水隔离衣，戴圆帽、口罩和护目镜/面罩，穿专用鞋，必要时剪指甲、洗手，戴双层手套。
洗手符合七步洗手法要求。
检查手套有无穿孔或破损。
2. 用物：各种清洗剂、各种毛刷、除锈剂、清洗篮筐。

↓

去污区工作人员配制除锈剂溶液，按照厂家的说明书配好溶液，温度在60~80℃最佳。
检查包装人员将有锈迹的器械放在传递窗的"返洗器械筐"内，告知去污区操作人员。

↓

将器械放在除锈剂溶液内5~10min，在除锈剂液面下刷洗干净，将器械在流动水下冲洗干净。
质量评估：器械的完整性，有无其他干涸血迹、油迹、异物等污垢。

↓

冲洗：流动水冲洗。
操作过程中未造成周围环境的污染或自身的职业暴露。

↓

清洗：酶液下刷洗，去除污染物，根据器械的种类选择适当的清洗方法继续清洗，注意轴节处、槽齿处、螺纹处、凹位、管腔等部位。
1. 干涸血迹用含酶清洁液浸泡5min后初步清洗。
2. 油迹用碱性清洁剂初步刷洗并冲洗。
3. 异物则及时清除。
4. 操作过程中未造成周围环境的污染或自身的职业暴露。

↓

漂洗：流动水充分冲洗。
1. 无除锈剂残留、无锈迹。
2. 防止水滴飞溅，操作过程中未造成周围环境的污染或自身的职业暴露。

↓

纯化水终末漂洗。

↓

将除锈后的器械放在干燥箱内，由检查包装及灭菌区的人员取出。

注意事项：

1. 操作人员按要求做好防护，防止职业暴露的发生。

2. 严格按照除锈剂说明书配制适宜浓度的除锈剂。

3. 带锈的器械应去除明显污物，局部浸泡在除锈液中。为避免时间过长造成器械损伤，除锈的时间要把握准确。

4. 用专用除锈刷进行操作，以免损伤器械。

5. 在专用除锈垫上操作，避开金属类操作台面。

6. 操作完毕，及时将除锈液盖好，避免环境污染。

7. 锈迹严重、无法处理的器械应更换。

3.2.24 过期物品处理流程

准备：
1. 操作者：穿工作服和防水隔离衣，戴圆帽、口罩和护目镜/面罩，穿专用鞋，必要时剪指甲、洗手，戴双层手套。
洗手符合七步洗手法要求。
检查手套有无穿孔或破损。
2. 用物：清洗篮筐、蒸汽清洗机、干燥柜。

一次性医疗用品
→ 破坏其原包装。
→ 按医疗废弃物管理制度处理。

过期消毒液用品
→ 稀释后倒入下水道。
→ 将容器放入医疗垃圾桶。

可复用医疗用品
→ 拆包装：打开过期器械外包装。操作过程中未造成周围环境的污染或自身的职业暴露。
→ 清洗：软水、纯化水冲洗。
→ 根据器械材质进行消毒。
→ 干燥：选择适宜的温度进行干燥处理。

3.2.25　新启用器械、器具清洗流程

准备：
1. 操作者：穿工作服和防水隔离衣，戴圆帽、口罩和护目镜/面罩，穿专用鞋，必要时剪指甲、洗手，戴双层手套。
洗手符合七步洗手法要求。
检查手套有无穿孔或破损。
2. 用物：碱性清洗剂、各种毛刷、推车、清洗篮筐，干燥柜处于备用状态。

↓

质量评估：器械有无锈迹、油迹等，尤其注意轴节处、槽齿处、螺纹处、凹位、管腔等部位。
1. 根据厂家说明书配制清洗剂、除锈剂，进行钝化处理。
2. 有锈的器械用流动水冲洗后用除锈剂擦拭，然后再初步刷洗并冲洗。
3. 油迹用碱性清洁剂初步刷洗并冲洗。

↓

冲洗：流动水初步冲洗。
操作过程中未造成周围环境的污染或自身的职业暴露。

↓

洗涤：在酶液液面下刷洗，尤其注意轴节处、槽齿处、螺纹处、凹位、管腔等部位。

↓

漂洗：流动水充分冲洗。
1. 无清洁液残留。
2. 操作过程中未造成周围环境的污染或自身的职业暴露。

↓

终末漂洗：纯化水冲洗。

↓

干燥：器械放入清洁网篮内，将网篮于干燥柜内90℃，20~30min 烘干。

3.2.26 医用清洗机(减压沸腾式)清洗流程

准备：
1. 操作者：穿工作服和防水隔离衣，戴圆帽、口罩和护目镜/面罩，穿专用鞋，必要时剪指甲、洗手、戴双层手套。
洗手符合七步洗手法要求。
检查手套有无穿孔或破损。
2. 用物：清洗篮筐、干燥柜。

↓

质量评估：器械有无锈迹、油迹等，尤其注意轴节处、槽齿处、螺纹处、凹位、管腔等部位。
1. 有锈的器械用流动水冲洗后用除锈剂擦拭，然后再初步刷洗并冲洗。
2. 油迹用碱性清洁剂初步刷洗并冲洗。
3. 操作过程中未造成周围环境的污染或自身的职业暴露。

↓

带关节器械撑开，可拆卸的器械拆卸后放入篮筐，管腔器械盘绕放置于篮筐内。(普通器械、微创器械、呼吸管道、器皿等放置于网筐内)加盖关闭。
精密器械和锐利器械装载应用固定保护装置。

↓

清洗运行。
选择工作程序，设置温度、清洗时间，观察设备运行中的状态，排水是否通畅。

↓

高温消毒漂洗。

↓

真空干燥。
设备运行结束，对设备物理参数进行确认，符合设备参数指标，并记录。检查舱内是否有杂物。做好清洁处理，定期做好清洗消毒器的保养。

注意事项：

1. 可清洗的器材：常规器械、腔镜器械(硬式内镜)、牙科器械、骨科器械、管腔器械、硅胶类耗材、带孔外盒内器材、精密器械(固定在带锁扣的专用容器中)。各种材质和形状的器械均可同时放入机内进行清洗。

2. 不能清洗的器材：密封的容器、骨钻、内径在 0.6mm 以下的吸引管、因血液或污垢造成堵塞的管腔、不能承受负压的器材、镜头、软式内镜。

3.2.27 清洗工具处理流程

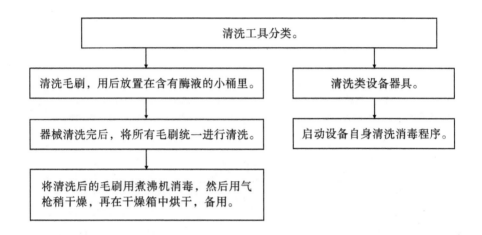

3.2.28 隔离衣清洗流程

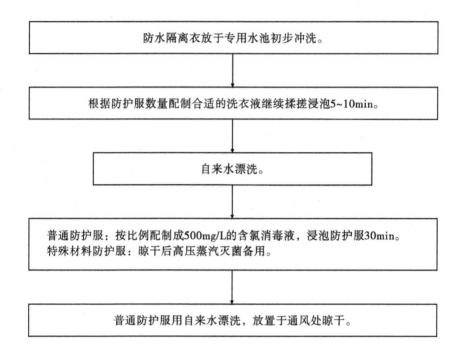

3.2.29 防护面罩清洗流程

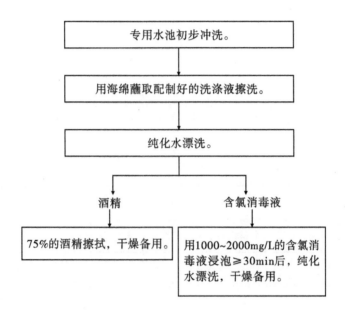

3.2.30 拖鞋清洗流程

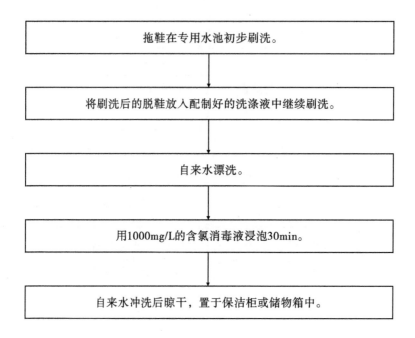

3.2.31　新型冠状病毒感染肺炎用物清洗消毒处理流程

准备工作：处置专区清洗人员佩戴一次性圆帽、一次性医用外科口罩或医用防护口罩、一次性防水防护服、防护面屏，戴双层手套。单独清洗间水池，专用清洗工具以及备清洗相关用物。

↓

消毒：配制浓度适宜的有效氯溶液，打开"特殊感染器械"回收箱，不清点数量、不检查功能，解开双层塑料袋倒入消毒液至完全浸没，医务人员与患者用物分开处理。医务人员眼罩以1000mg/L的含氯消毒液浸泡30min；患者用物及器械以1000mg/L的含氯消毒液浸泡30min；在消毒液液面以下再打开塑料袋，注意管道内需浸满消毒液。

↓

清洗：
1. 耐湿热：器械采用手工清洗：冲洗、洗涤、漂洗后煮沸消毒；A0值≥3000（煮沸机调至90℃，5min）清洗消毒，观察消毒机运行情况，记录运行参数。
2. 不耐湿热：
选择合适的医用清洁剂，进行冲洗、洗涤、漂洗、终末漂洗（注意刷洗时要在水下进行）。

↓

消毒：根据器械材质选择合适的消毒剂进行消毒（如75%酒精等），低纤维布擦干。

↓

干燥。

↓

终末处理：更换个人防护用具；环境终末处理：接触污物的环境表面和用具清洁后，用1000mg/L的含氯消毒剂擦拭消毒，作用30min，流动水或者清水擦拭干净。处置专区工作人员脱掉防护装备，丢弃于双层黄色医疗废物袋内。

注意事项：

1. 去污区应设置"特殊感染器械"处置专区，有专用浸泡池及清洗消毒器。

2. 清洗、消毒剂一用一更换，清洗用的洁具及清洗消毒器一用一消毒。干燥存放，也可选用机械热力消毒处理。

3. 去污区尽量固定专人清洗处置。

4. 处置过程中如防护用品有破损时应立即更换。

5. 去污区及各工作区每日≥2次用空气消毒机或紫外线消毒机进行空气消毒，可适当延长消毒时间。

6. 使用双层防渗漏医疗废物专用包装袋盛装医疗废弃物，专用袋、利器盒的外表面应当有"特殊感染"醒目标识，"鹅颈式"封口严密。并按医疗废弃物处置要求进行登记。

3.2.32 妇科膨宫机管路清洗流程

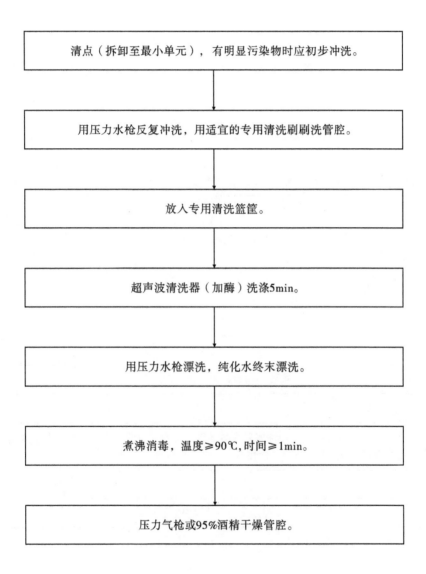

3.2.33 软式内镜清洗流程(胆道镜、支气管镜)

预处理流程：

用含有清洗液的湿巾或湿纱布擦去内镜外表面污物后，将光源和视频处理器拆离。

反复送气与送水至少10s。

将内镜的先端置入装有清洗液的容器中，启动吸引功能，抽吸清洗液直至其流入吸引管。

盖好内镜防水盖，放入运送容器。

测漏流程：

取下各类按钮和阀门。

连接好测漏装置，并注入压力。

将内镜完全浸没于水中，使用注射器向各个管道注水，以排出管道内的气体。向各个方向弯曲内镜前端，及插入部、操作部、连接部观察有无气泡冒出。

发现渗漏，应及时保修送检。

清洗操作流程：

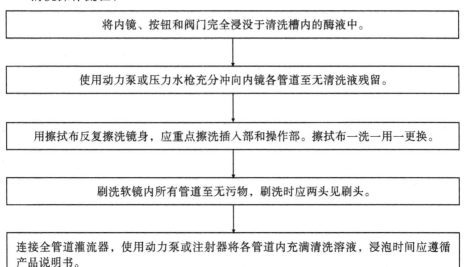

```
将内镜、按钮和阀门完全浸没于清洗槽内的酶液中。
        ↓
使用动力泵或压力水枪充分冲向内镜各管道至无清洗液残留。
        ↓
用擦拭布反复擦洗镜身，应重点擦洗插入部和操作部。擦拭布一洗一用一更换。
        ↓
刷洗软镜内所有管道至无污物，刷洗时应两头见刷头。
        ↓
连接全管道灌流器，使用动力泵或注射器将各管道内充满清洗溶液，浸泡时间应遵循产品说明书。
```

注意事项：

1. 每清洗一条内镜后清洗液应更换。
2. 将清洗刷清洗干净，高水平消毒后备用。
3. 擦拭布一洗一用一更换。

漂洗流程：

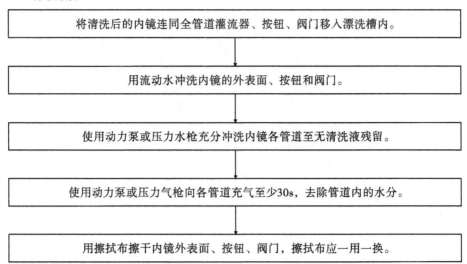

```
将清洗后的内镜连同全管道灌流器、按钮、阀门移入漂洗槽内。
        ↓
用流动水冲洗内镜的外表面、按钮和阀门。
        ↓
使用动力泵或压力水枪充分冲洗内镜各管道至无清洗液残留。
        ↓
使用动力泵或压力气枪向各管道充气至少30s，去除管道内的水分。
        ↓
用擦拭布擦干内镜外表面、按钮、阀门，擦拭布应一用一换。
```

终末漂洗流程：

```
将内镜连同全管道灌流器，以及按钮、阀门移入终末漂洗槽。
         ↓
使用动力泵或压力水枪，用纯化水或无菌水冲洗内镜各管道至少2min，直至无消毒剂残留。
         ↓
用纯化水冲洗内镜的外表面、按钮和阀门。
         ↓
取下全管道灌流器。
```

干燥流程：

```
将内镜、按钮和阀门置于铺设无菌巾的专用干燥台。无菌巾应每4h更换1次。
         ↓
用75%~95%乙醇或异丙醇灌注所有管道。
         ↓
用无菌巾擦拭布、压力枪干燥内镜外表面、按钮和阀门。
         ↓
安装按钮和阀门。
```

灭菌：

根据内镜品牌、型号，参照其说明书选择相应的灭菌方式，如低温环氧乙烷灭菌、过氧化氢低温等离子灭菌等。

3.2.34 穿脱防护服操作流程

用物准备：一次性帽子、医用防护口罩、护目镜或面屏、鞋套、靴套、手套及穿衣镜，选择合适型号，检查有效期。

↓

七步洗手：取洗手液，按照七步洗手法顺序。

↓

戴口罩，戴帽子：两手按压口罩两侧，深呼气，检查口罩是否漏气。帽子遮住全部头发。

↓

戴手套（内层），穿防护服：（脱鞋），从下往上穿，先穿裤子，再穿两个袖子，戴上防护帽子，拉上拉链，确保胶带严密性。

↓

穿隔离衣，戴手套（外层）：裹紧衣袖前段，塞进手套内。

↓

穿靴套、鞋套，戴护目镜/面屏。
检查穿戴防护用品的严密性、伸展性。

↓

工作结束，进入一脱区，洗手，脱面屏或脱护目镜。
一手扶住护目镜，一手取下带子，弃入医疗垃圾袋内。

↓

洗手、脱防护服。
解开密封胶条，拉开拉链，向上提拉翻帽脱离头部，双手从后方由上向下脱防护服翻转脱下，边脱边卷到裤脚，连同靴套、外层手套全部脱下，避免接触防护服外面。弃入医疗垃圾袋内。

↓

洗手、脱内手套。
翻转脱下手套，避免接触手套外面。

↓

洗手：进二脱区，脱帽子。
弃入医疗垃圾袋内。

↓

洗手：脱口罩。
不要接触口罩前面（污染面），用手指捏住口罩的系带，弃入医疗垃圾袋内。

↓

洗手或手消毒。

↓

戴一次性医用外科口罩。

3.2.35 超声刀手工清洗流程

准备：
1. 操作者：穿工作服和防水隔离衣，戴圆帽、口罩和护目镜/面罩，穿专用鞋，必要时剪指甲、洗手，戴双层手套。
洗手符合七步洗手法要求。
检查手套有无穿孔或破损。
2. 用物：碱性清洗剂、各种毛刷、清洗篮筐、超声清洗机、压力水枪及气枪。

↓

质量评估：超声刀的完整性，前端功能是否良好，有无明显破损、裂痕；活动是否正常，器械污染程度，有无干涸血迹。
1. 干涸血迹用酶液浸泡5min后初步清洗。
2. 操作过程中未造成周围环境的污染或自身的职业暴露。

↓

冲洗：在流动水下冲洗超声刀外表面，管腔内部用压力水枪冲洗，初步去除明显污物。
操作过程中未造成周围环境的污染或自身的职业暴露。

↓

刷洗：用清洗毛刷在酶液下刷洗超声刀外表面，管腔内部用压力水枪冲洗，选用合适的毛刷刷洗管腔内部，将超声刀表面及管腔内部的污物刷洗干净，刀头、轴节、齿槽等污染严重部位反复刷洗。
1. 注意动作轻柔。
2. 操作过程中未造成周围环境的污染或自身的职业暴露。
3. 刷洗操作在液面下进行，防止产生气溶胶。
4. 毛刷刷洗后管腔内再无污物附着。

↓

超声清洗：将超声刀放入专用篮筐内，放入超声机液面下超声5min。
操作过程中未造成周围环境的污染或自身的职业暴露。

↓

漂洗：流动水冲洗超声刀表面，管腔内部用压力水枪冲洗至少5次，每次持续10s。
1. 无清洗剂残留。
2. 操作过程中未造成周围环境的污染或自身的职业暴露。

↓

终末漂洗：纯化水彻底冲洗超声刀表面，管腔内部用压力水枪冲洗至少2次。
操作过程中未造成周围环境的污染或自身的职业暴露。

↓

消毒：采用湿热消毒，温度≥90℃，时间≥1min。
防止烫伤。

↓

机械干燥：压力气枪吹干管腔内部，然后放入干燥柜内。
器械经处理后清洁干燥。

3.3 器械包装区工作流程

3.3.1 检查包装区工作流程

8：00 参加完晨会后衣帽整齐进入器械检查包装区。

8：10 清洁包装区环境卫生，消毒包装台面。

8：10 根据回收单由值班人员书写(打印)包外标签。

9：00 完成器械检查、组配与包装。

11：00 物品准备：在器械包配置包装完成后进行备用物品的准备。包括临床各科缝合针、缝合线、刀片的准备；补充并整理一次性包装材料如包布、纱布、棉球等；各种包装所需的物品如指示卡、封包胶带、纸塑袋等。

11：50 终末消毒；完成各种登记；关闭各种设备电源。

12：00 开启空气净化机，下班。

14：00 上班，衣帽整齐进入器械检查包装区。

14：05 清洁包装区环境卫生，消毒包装台面。

14：10 书写(打印)包外标签。

14：30 完成所有器械、器具和物品的检查组配与包装，以及外来器械的包装。

17：50 工作结束后，终末消毒；完成各种登记并进行交班；关闭各种设备电源。

18：00 开启空气净化机，下班。

3.3.2 检查装配流程

```
┌─────────────────────────────────────────┐
│ 按要求洗手，衣帽整齐，进入器械检查包装区。 │
└─────────────────────────────────────────┘
                    ↓
┌─────────────────────────────────────────┐
│ 用500mg/L的含氯消毒液擦拭操作台面。        │
└─────────────────────────────────────────┘
                    ↓
┌─────────────────────────────────────────┐
│ 根据当日回收物品数量，按计划准备包装需要的物品。│
└─────────────────────────────────────────┘
                    ↓
┌─────────────────────────────────────────┐
│ 检查方法：目测及放大镜检查。               │
│ 内容：                                   │
│ （1）器械表面、轴节、齿牙无污渍、锈斑、水垢。│
│ （2）关节灵活、咬合严密。                 │
│ （3）进行安全性检查。                     │
│ （4）管腔器械应用气枪或棉签检查，负责检查器械清│
│ 洁度、数量和功能完好性。                   │
└─────────────────────────────────────────┘
                    ↓
┌─────────────────────────────────────────┐
│ 装配：配包人员按规范和图谱进行组装，放置指示│
│ 卡，核对卡及所需用物。                     │
└─────────────────────────────────────────┘
                    ↓
┌─────────────────────────────────────────┐
│ 包装人员二次核对合格后，进行包装，封包。    │
└─────────────────────────────────────────┘
```

3.3.3 闭合式包装流程

人员准备：戴圆帽，穿包装区专用鞋、工作服，进行手卫生。

↓

用物准备：化学指示卡、包外标签、保护套、合适的包装材料、光源放大镜。

↓

环境准备：温度、湿度及换气次数符合要求，光线充足、环境清洁。

↓

检查：
1. 方法：目测或光源放大镜检查，应无污渍、锈斑、血渍，管腔类可以用气枪或白纱条或棉签检查。
2. 功能检查：关节灵活，齿牙无缺损、闭合良好，针类无钩，针芯与外套配套，剪刀锋利，螺丝固定好无锈斑，胶管弹性好无粘连。

↓

装配：按照器械图谱技术规程核对器械种类、数量和规格，精密、锐利器械注意保护，轴节器械不完全锁扣，有盖器械开盖包装，带芯器械应拆卸，管腔类物品盘绕放置，放包内指示卡。

↓

包装：2人核对后，根据器械大小及使用要求选择合适的包装材料，2层分2次进行包装，包装紧实，松紧适宜，保持闭合完好性，重量不超过7kg。体积小于30cm×30cm×50cm。

↓

封包标识：封包胶带长短适宜，封包严密，包外应有化学指示物，标签信息齐全，名称与包内器械及核对卡一致。

3.3.4 普通器械(棉布、无纺布)包装流程

人员准备:戴圆帽,穿包装区专用鞋、工作服,进行手卫生。

↓

用物准备:化学指示卡、包外标签、保护套、合适的包装材料、光源放大镜。

↓

环境准备:温度、湿度及换气次数符合要求,光线充足、环境清洁。

↓

检查: 1. 棉布:使用前检查包布的质量,清洁干燥无污渍,无毛边,一用一洗,灯光检查无破损。 2. 无纺布:使用前检查无纺布的质量,确保该批次无纺布符合国家规范要求,质检合格。清洁无污,无破损。

↓

装配:按照器械图谱技术规程核对器械种类、数量和规格,精密、锐利器械注意保护,轴节器械不完全锁扣,有盖器械开盖包装,带芯器械应拆卸,管腔类物品盘绕放置,放包内指示卡。

↓

包装: 1. 棉布大小适宜,一用一洗,无破损、无污渍。 2. 无纺布为一次性使用。 3. 包装应2层2次包装。 4. 重量不超过7kg,体积小于30cm×30cm×50cm。

↓

封包标识:封包胶带长短适宜,封包严密,包外应有化学指示物,标签信息齐全,名称与包内器械及核对卡一致。

注意事项:

1. 无纺布包装材料应符合GB/T19633的要求,确保该批次无纺布符合国家规范要求,质检合格。清洁无污,无破损。

2. 无纺布包装采用闭合式包装方法,应由2层包装材料分2次包装。

3. 无纺布包装采用闭合式包装,应使用专用的封包胶带,胶带长度应与灭菌包的体积、重量相适宜,松紧适度,封包严密,保持闭合完好性。

4. 灭菌包的标识应注明物品名称、科室、灭菌日期、失效日期、灭菌器编号、灭菌批次、包装者。标识应具有可追溯性。

3.3.5 拆线盘、换药碗、持物筒包装流程

```
┌─────────────────────────────────────────────────────────────────┐
│         衣帽整齐，按要求洗手，进入器械检查包装区。              │
└─────────────────────────────────────────────────────────────────┘
                                  ↓
┌─────────────────────────────────────────────────────────────────┐
│    根据物品大小选择合适的包装材料（拆线盘专用纸塑袋）。         │
└─────────────────────────────────────────────────────────────────┘
                                  ↓
┌─────────────────────────────────────────────────────────────────┐
│    使用检测合格的封口机进行一边封口，确保7项信息完整。          │
└─────────────────────────────────────────────────────────────────┘
                                  ↓
┌─────────────────────────────────────────────────────────────────┐
│ 拆线盘组配：有齿镊、无齿镊各1，线剪1（加保护套）、大弯盘1、小弯盘1、│
│             大纱布2。                                           │
│ 换药碗组配：有齿镊、无齿镊各1，大碗1、小碗1。                   │
│            （胸外科大纱布2、小纱布2；心外小纱布2；神外大纱布2）。│
│ 持物筒组配：筒镊：持物筒1、镊子1。                              │
│             筒剪：持物筒1、剪刀1。                              │
│             筒壁贴灭菌指示标签。                                │
└─────────────────────────────────────────────────────────────────┘
                                  ↓
┌─────────────────────────────────────────────────────────────────┐
│ 经2人核对无误后将检查合格的器械装入合适的塑封袋内（包装包内放化学指示│
│ 卡），进行密封式包装。                                          │
│ 使用经过检测合格的封口机进行最后封口。                          │
└─────────────────────────────────────────────────────────────────┘
```

注意事项：

1. 所有待封物品必须经过双人检查核对，确保器械清洁光亮，无污无锈，处于功能位。

2. 检查清洁度、功能及数量。检查器械表面清洁光滑无锈，无污物，无血渍。

3. 包装材料应符合 GB/T19633 的要求。

4. 纸塑袋包装其密封宽度应≥6mm，包内器械距包装袋封口处≥2.5cm。

5. 医用热封机在每日使用前应检查参数的准确性和闭合完好性。

6. 灭菌包的标识应注明物品名称、科室、灭菌日期、失效日期、灭菌器编号、灭菌批次、包装者。标识应具有可追溯性。

3.3.6 临床消毒缸包装流程

```
┌─────────────────────────────────────────────────────────────┐
│ 人员准备：戴圆帽，穿包装区专用鞋、工作服，进行手卫生。      │
└─────────────────────────────────────────────────────────────┘
                              ↓
┌─────────────────────────────────────────────────────────────┐
│ 用物准备：化学指示卡、包外标签、保护套、合适的包装材料、光源放大镜。│
└─────────────────────────────────────────────────────────────┘
                              ↓
┌─────────────────────────────────────────────────────────────┐
│ 环境准备：温度、湿度及换气次数符合要求，光线充足、环境清洁。│
└─────────────────────────────────────────────────────────────┘
                              ↓
┌─────────────────────────────────────────────────────────────┐
│ 检查：                                                       │
│ 1. 方法：目测或光源放大镜检查，应无污渍、锈斑、血渍。        │
│ 2. 缸体无漏眼。                                              │
│ 3. 缸盖边缘无破损、无卷边。                                  │
└─────────────────────────────────────────────────────────────┘
                              ↓
┌─────────────────────────────────────────────────────────────┐
│ 装配：缸体与缸盖配套包装，根据临床需要可单包或双包，缸盖不应该盖上，应开口│
│ 向外放在侧面或底部，放包内指示卡。                           │
└─────────────────────────────────────────────────────────────┘
                              ↓
┌─────────────────────────────────────────────────────────────┐
│ 包装：选择合适的包装材料进行包装。                           │
└─────────────────────────────────────────────────────────────┘
                              ↓
┌─────────────────────────────────────────────────────────────┐
│ 封包标识：封包胶带长短适宜，封包严密，包外应有化学指示物，标签信息齐全，名│
│ 称与包内器械及核对卡一致。                                   │
└─────────────────────────────────────────────────────────────┘
```

注意事项：

1. 消毒缸必须经过双人检查核对，确保器械清洁光亮，无污无锈，缸子底部完好无损，缸盖和缸体型号匹配，闭合完好。

2. 无纺布包装材料应符合 GB/T19633 的要求。清洁，无污渍，灯光检查无破损。

3. 消毒缸包外的标识应注明物品名称、科室、灭菌日期、失效日期、灭菌器编号、灭菌批次、包装者。标识应具有可追溯性。

3.3.7 手术部消毒盆、碗盘、持物筒包装流程

```
┌─────────────────────────────────────────────────────────┐
│          按要求洗手，衣帽整齐，进入器械检查包装区。        │
└─────────────────────────────────────────────────────────┘
                            ↓
┌─────────────────────────────────────────────────────────┐
│          根据消毒盆大小选择合适的棉包或无纺布包装。        │
└─────────────────────────────────────────────────────────┘
                            ↓
┌─────────────────────────────────────────────────────────┐
│ 检查：使用前检查包布的质量，清洁无污，干燥不潮湿，一用一洗，│
│ 灯光检查无破损。                                          │
│ 1. 方法：目测或光源放大镜检查，应无污渍、锈斑、血渍。      │
│ 2. 盘、碗边缘无卷边，无漏眼。                             │
│ 3. 持物筒底座平稳、筒盖灵活，筒体无漏眼。                 │
│ 4. 持物钳齿牙无缺口。                                    │
└─────────────────────────────────────────────────────────┘
                            ↓
┌─────────────────────────────────────────────────────────┐
│ 消毒盆组配：消毒盆1、弯盘2、消毒碗2、小药杯2。             │
│ 1块，8块纱球分别放置于2小药杯内各4块，纱球清洁无毛边。    │
│ 碗盘组配：弯盘2、治疗碗2、8块纱球分别放置于2碗和2弯盘之间各4块。│
│ 持物筒组配：持物筒1、卵圆钳1。                           │
└─────────────────────────────────────────────────────────┘
                            ↓
┌─────────────────────────────────────────────────────────┐
│                  2人核对，物品齐全。                      │
└─────────────────────────────────────────────────────────┘
                            ↓
┌─────────────────────────────────────────────────────────┐
│ 包装：根据物品大小及使用要求选择合适的包装材料进行包装，采用│
│ 闭合式包装方法，应由2层包装材料分2次包装。包中心放置化学指 │
│ 示卡。                                                   │
│ 闭合式包装紧实，松紧适宜，保持闭合完好性；密封式封口宽度应 │
│ ≥6mm，包内器械距袋口至少≥2.5cm。                        │
└─────────────────────────────────────────────────────────┘
                            ↓
┌─────────────────────────────────────────────────────────┐
│ 封包：用封包胶带固定外包布，右侧贴指示胶带，再次核对包外6项│
│ 信息准确无误，闭合式封包胶带长短适宜，封包严密。          │
│ 密封式选择合适的医用封口机，查看封包效果；包外应有化学指示 │
│ 物，标签信息齐全，名称与包内器械一致。                    │
└─────────────────────────────────────────────────────────┘
```

注意事项:

1. 所有物品必须经过双人检查核对,确保器械清洁光亮,无污无锈,无漏,处于功能位。

2. 棉布包装材料应符合 GB/T19633 的要求,普通棉布包装材料应一用一洗,无污渍,灯光检查无破损。

3. 手术消毒盆采用闭合式包装方法,应由 2 层包装材料分 2 次包装。

4. 封包时应使用专用的胶带,胶带长度应与灭菌包的体积、重量相适宜,松紧适度,封包严密,保持闭合完好性。

5. 灭菌包的标识应注明物品名称、科室、灭菌日期、失效日期、灭菌器编号、灭菌批次、包装者。标识应具有可追溯性。

3.3.8 精密器械包装流程

```
┌─────────────────────────────────────────────────────────────────┐
│ 人员准备：戴圆帽，穿包装区专用鞋、工作服，进行手卫生。         │
└─────────────────────────────────────────────────────────────────┘
                              ↓
┌─────────────────────────────────────────────────────────────────┐
│ 用物准备：化学指示卡、包外标签、保护套、合适的包装材料、光源放大镜。│
└─────────────────────────────────────────────────────────────────┘
                              ↓
┌─────────────────────────────────────────────────────────────────┐
│ 环境准备：温度、湿度及换气次数符合要求，光线充足、环境清洁。   │
└─────────────────────────────────────────────────────────────────┘
                              ↓
┌─────────────────────────────────────────────────────────────────┐
│ 检查：                                                          │
│ 1. 方法：目测或光源放大镜检查，应无污渍、锈斑、血渍。           │
│ 2. 功能检查：关节灵活、齿牙无缺损、闭合良好。                   │
└─────────────────────────────────────────────────────────────────┘
                              ↓
┌─────────────────────────────────────────────────────────────────┐
│ 装配：按照器械图谱技术规程核对器械种类、数量和规格，精密、锐利器械注意保护，│
│ 轴节器械不完全锁扣，有盖器械开盖包装，带芯器械应拆卸，管腔类物品盘绕放置，│
│ 放包内指示卡。                                                  │
└─────────────────────────────────────────────────────────────────┘
                              ↓
┌─────────────────────────────────────────────────────────────────┐
│ 包装：2人核对后，根据器械大小及使用要求选择合适的包装材料，进行包装，包装紧│
│ 实，松紧适宜，保持闭合完好性，重量不超过7kg。体积小于30cm×30cm×50cm。│
└─────────────────────────────────────────────────────────────────┘
                              ↓
┌─────────────────────────────────────────────────────────────────┐
│ 封包标识：封包胶带长短适宜，封包严密，包外应有化学指示物，标签信息齐全，名│
│ 称与包内器械及核对卡一致。                                      │
└─────────────────────────────────────────────────────────────────┘
```

注意事项：

1. 所有精密器械必须经过双人检查核对，确保器械清洁光亮，无污无锈，处于功能位。

2. 包装材料应符合GB/T19633的要求，普通棉布包装材料应一用一洗，无污渍，灯光检查无破损。

3. 精密器械采用闭合式包装或密封式包装，包装时尖端、锐利、精密部分必须加保护套进行包裹，经2人核对后方可包装。

4. 精密器械包包外的标识应注明物品名称、科室、灭菌日期、失效日期、灭菌器编号、灭菌批次、包装者。还应特别注明"精密"提示。标识应具有可追溯性。

3.3.9 密封式包装(纸塑包装)流程

人员准备：戴圆帽，穿包装区专用鞋、工作服，进行手卫生。

↓

用物准备：纸塑包装袋、医用封口机、切割机、化学指示卡、包外标签、保护套、光源放大镜。

↓

环境准备：温度、湿度及换气次数符合要求，光线充足、环境清洁。

↓

检查：
1. 方法：目测或光源放大镜检查，应无污渍、锈斑、血渍，管腔类可以用气枪或白纱条或棉签检查。
2. 功能检查：关节灵活，齿牙无缺损、闭合良好，针类无钩，针芯与外套配套，剪刀锋利，螺丝固定好无锈斑，胶管弹性好无粘连。

↓

装配：按照器械图谱技术规程核对器械种类、数量和规格，精密、锐利器械注意保护，轴节器械不完全锁扣，有盖器械开盖包装，带芯器械应拆卸，管腔类物品盘绕放置，放包内指示卡。

↓

包装：医用封口机在每日使用前应进行密封性能测试，检查封口机的参数是否符合要求。选择正确的包装材料，将包装的器械或物品放入纸塑袋内，封口宽度应≥6mm，包内器械距袋口至少≥2.5cm。

↓

封包标识：封包胶带长短适宜，封包严密，包外应有化学指示物，标签信息齐全，名称与包内器械及核对卡一致。

注意事项：

1. 所有待封物品必须经过双人检查核对，确保器械清洁光亮，无污无锈，处于功能位。

2. 包装材料应符合 GB/T19633 的要求。

3. 纸塑包装袋适用于单独包装的器械。

4. 高度危险性物品灭菌包内应放置化学指示物，如果透过包装材料可直接观察包内灭菌化学指示物的颜色变化，则不放包外灭菌化学指示物。

5. 纸塑袋包装其密封宽度应≥6mm，包内器械距包装袋封口处≥2.5cm。

6. 医用热封机在每日使用前应检查参数的准确性和闭合完好性。

7. 塑封物品时，先封口，最后打印日期。

8. 灭菌包的标识应注明物品名称、科室、灭菌日期、失效日期、灭菌器编号、灭菌批次、包装者。标识应具有可追溯性。

3.3.10　器械报废处理流程

报废自查：科室护士长及质控组长、内勤护士按照器械报废的标准对器械或物品的完好性、性能、规格进行检查，必要时应邀请使用科室、手术室、设备科共同进行检查，符合报废条件方可申请报废。

↓

填写报废单据：内勤护士按照报废单的内容逐项填写，科室护士长签字。

↓

设备科核验：护士长、内勤护士将报废器械送至设备科指定区域，与设备科器械管理员再次按照报废单核对报废器械的名称、数量，设备科专管人员在报废单上签字。

↓

设备科科长认定：设备科科长签字。

↓

主管院长认定：必要时主管院长及院长签字。

↓

做账：护士长在财产登记本上将报废器械下账。

3.3.11 器械检查与保养流程

器械清洗质量和功能状态的检查是包装前准备工作的重要组成部分，清洗质量合格是保证灭菌成功的关键所在。包装材料的选择与检查是器械灭菌后持续无菌状态的保障，器械保养会影响其使用寿命。因此，在器械包装前应对器械进行清洗质量、功能的规范检查和科学的维护保养及对包装材料的正确检查。

人员准备：戴圆帽，穿包装区专用鞋、工作服，进行手卫生。

↓

用物准备：光源放大镜、器械保养液、除锈剂、润滑液、绝缘检测仪、纱布、棉签、气枪，管腔器械专用检查设备。

↓

环境准备：温度、湿度及换气次数符合要求，光线充足、环境清洁。

↓

检查：
1. 方法：目测或光源放大镜检查，带关节器械呈90°打开，器械表面、关节、齿牙应无污渍、锈斑、血渍、水垢。
2. 带电器械应该进行绝缘性能检测。
3. 关节器械应灵活、咬合严密。
4. 管腔器械表面无血渍、污渍、水垢、锈斑，用棉签或纱布检查管腔的开口处，管腔内外应清洁、无堵塞、腔体通畅。
5. 尖端器械尖端应闭合紧密，无扭曲、无变形，边缘无破损。
6. 穿刺针的针芯应能顺利穿过针套。
7. 精密器械应在光源放大镜下检查。
8. 对于带有细小缝隙的器械应使用棉签或气枪检查。
9. 盆、碗、盘内外表面及边缘应无污渍、锈斑、微小破孔或漏眼，边缘或平面无凹陷。
10. 剪刀应锋利，无卷曲、缺口。
11. 带螺钉螺母的器械螺丝固定良好，无松动。
12. 咬合面的器械咬合面应无破损、抓持对象牢固。

↓

保养：
1. 有锈斑及时除锈，以局部除锈为主，不建议大面积除锈，以免损伤器械。
2. 关节不灵活者使用手动润滑剂进行保养。
3. 功能损坏的器械及时进行维修。
4. 漏电器械做好标识及交接，并通知设备科及时维修。

1. 操作目的：

(1) 保证器械功能完好。

(2) 延长器械使用寿命。

2. 操作步骤：

(1) 用物准备：水溶性喷雾润滑剂，水溶性滴注润滑剂。

(2) 所有耐高温、耐湿热的器械宜进入机洗流程，确保清洗质量并给予均匀上油保养。

(3) 手工清洗的器械应使用专用水溶性润滑剂对器械进行保养。

(4) 骨科器械及动力器械的齿部和轴节处应使用专用润滑剂喷雾或滴注，以维持良好的功能。

(5) 精密、易损坏的器械应在容器内加保护垫给予保护。

(6) 锐利、尖细的器械，尖端应使用保护套或固定卡子将其固定于器械盒内。

(7) 软管类器械如光源线、电源线等应避免90°弯曲，防止折角变形或功能损坏。

(8) 根据器械的大小选择合适容器装置，防止器械受压、变形及损坏。

3. 注意事项：

(1) 应选择水溶性润滑剂，不应使用液状石蜡油等非水溶性的产品润滑器械。

(2) 器械的关节应充分打开，保证能充分润滑上油。

(3) 按器械的规范图示组装器械，避免器械损坏。

3.3.12　器械、器具及物品清洗质量检查

1. 操作目的：
（1）保证清洗后的器械、器具及关节清洁、光亮，无残留物质和锈斑。
（2）保证灭菌效果，避免感染的发生。
2. 操作步骤：
（1）用物准备：普通检查照明度（500～1000lx）、精细检查照明度（1000～2000lx）带光源放大镜、纱布、湿棉签等。
（2）操作者着装规范，穿戴整洁，符合要求。
（3）操作环境宽敞，光线充裕，操作台面干净整洁。
（4）待检查的器具及器械充分干燥后，关节呈90°打开。
（5）目测器械、器具及物品的表面、关节、齿牙有无血渍、污渍、水垢等残留物质和锈斑。
（6）检查管腔类器械：目测管腔器械应干燥，表面无血渍、污渍、水垢、锈斑；用湿润的棉棒或棉签检查管腔的开口处，管腔内外应清洁。用气枪检查管腔是否干燥、通畅，其内应无残留物质堵塞、腔体通畅。
（7）检查穿刺针：目测穿刺针，穿刺针应干燥，表面无血渍、污渍、锈斑；在带光源放大镜下检查穿刺针尖端，湿棉签检查针栓；气枪检查干燥度及是否通畅，再将穿刺针芯与针套组装，针芯应能顺利通畅地穿过针孔。
（8）细小精细器械均在带光源的放大镜下检查，应无血渍、污渍、水垢、锈斑。
（9）复杂器械应使用带光源放大镜检查所有拆卸下的组件，用湿润的棉棒或棉签检查细小的缝隙有无血迹、污渍、锈斑。
（10）检查盘、盆、碗等器具内外两面及边缘有无污垢、锈斑，尤其是器皿边缘或凹陷部分，在灯光下检查底部是否有微小破孔或漏洞等。
（11）玻璃类物品应不挂水珠、无污垢。
（12）检查确认器械、器具和物品干燥、清洁、摆放整齐待包装。
3. 注意事项：
（1）器械、器具和物品应干燥。
（2）带关节器械、器具应完全打开关节检查。
（3）清洗质量不合格的器械、器具及物品应返回去污区重新进行清洗

处理。

(4) 有锈迹、锈斑的器械、器具应首先去锈，特殊器械、器具应根据其材质特性采用适宜的除锈方法和方式，以免损坏器械、器具。

(5) 锈蚀严重和功能损坏的器械应及时维修或报废。

4. 操作流程图：

日常监测：
1. 地点：包装区进行。
2. 用物：带光源放大镜、纱布、棉签、气枪等。
3. 环境准备：照明普通检查 500~1000lx，精密器械检查 1000~2000lx，操作台面清洁。
4. 方法：目测和(或)光源放大镜检查：①器械、器具及物品表面及关节、齿牙应光洁，无血渍、污渍、水垢等残留物质和锈斑。②管腔类器械内外应清洁，无堵塞、腔体通畅。③盆、碗、盘内外表面及边缘应无污渍、锈斑。
5. 注意事项：①关节应打开检查。②管腔类器械有条件可用专用设备进行检查。③精密器械应在光源放大镜下检查。④对于带有细小缝隙的器械应使用棉签或气枪检查。

↓

定期监测：每月应至少随机抽查 3~5 个待灭菌包内全部物品的清洗质量，检查的内容同日常监测，并记录监测结果。

↓

清洗效果监测：可定期采用定量或定性监测的方法，对清洗效果进行评价。如潜(隐)血实验法、ATP 生物荧光检测法。

3.3.13 器械、器具及物品功能状态检查

1. 操作目的：
(1)检查器械、器具的结构和性能，确保其功能状态完好。
(2)保证手术顺利。
(3)方便操作者的使用。
2. 操作步骤：
(1)用物准备：专用测试棉、专用测试纸或纸板、手术缝针、纱布等。
(2)器械关节、咬齿尖端的检查：关节应灵活，松紧适度；咬齿尖端部分闭合紧密，无扭曲，无变形，边缘圆滑无磨损。
(3)器械锁齿的检查：可用镊子夹紧橡胶管，然后抖动，如自动弹掉则应更换。器械卡锁在第一齿的位置，持器械的夹持端，将手柄指环端用手掌拍打，如自动弹开，则表示锁齿功能不佳。
(4)器械张力的检查：应将器械合并，卡锁在第一齿的位置，齿间应有1mm左右的距离，如发现关节较紧，可用水溶性的润滑剂喷于关节表面。器械张力日常检查由操作人员手感判定，特殊精密器械应由厂家使用专用仪器检测。
(5)剪刀的检查：应锋利，不应有钝、卷曲、缺口的现象。剪刀闭合时应无空隙，主柄对称，关节松紧适宜，螺丝无松动。锋利度测试：刃口5cm以上剪刀，以尖端处一次性剪齐4层纱布；刃口5cm以下的剪刀，则应以尖端处一次性剪齐2层纱布；剪刀剪切时切口光滑，不能撕扯。
(6)持针器的检查：咬合面应无磨损，取一根与持针器相匹配的缝合针，用持针器夹住缝针，卡锁在第二锁齿的位置，试着摇动缝针，如果缝针可以用手取出，则表示持针器功能不佳，需要更换。
(7)精密镊子的检查：镊子表面和齿面均不能有污物残留，腭部带齿的镊子在闭合时，从尖端开始必须成一线并有弹性，腭部带尖牙的镊子牙与牙必须吻合良好，且弹簧部无弯曲，有导引针的不能黏在一起，器械应对称地会合且没有交叠。
(8)管腔类器械的检查：管腔内无异物并通畅。不同管腔类采用不同的检查方法。金属气管导管由外管、内管、管芯组成，检查时应将内管插入外管，其内腔长度比外腔长度短1~2mm，管芯(又名堵头)尖端要求为光滑椭圆形，插入管腔的椭圆形部分应突出外管0.5mm，其周围必须完全闭合，内外管上的固定器必须灵活、易转动，不得太松，以防止脱落。带减压孔的金属吸引管由吸引

管和通条组成,检查时首先检查减压孔有无污垢及异物堵塞,再将通条插入吸引管,其长度应超过吸引管3~5mm,才能在手术中血块堵塞吸引管时给予及时疏通,保证良好的减压功能,各种型号搭配,以确保手术正常使用。

(9)带电源器械应进行绝缘性能等安全性检查:仔细查看管线有无裸露、断裂,接口螺丝有无松动、脱落。操作方法:对于金属外壳电源器械,接通电源,用电笔测试是否漏电,对于有两相插头的应将两头交叉测试,显示红色,说明漏电,需通知维修;无显示则说明合格。对于橡胶或塑料外壳的电源器械,查看外壳的电源器械,查看外壳是否完整,有无裂缝或断开,接通电源,检查功能是否良好。

(10)穿刺针类的检查:目测其尖端有无倒钩,并需测试其锋利度。将针尖斜面在橡胶皮上划过,划痕整齐,无挂钩痕迹,说明锋利度合适;如橡胶皮钩挂明显说明穿刺针不够锋利。穿刺针芯组装时应和穿刺针腔体匹配。以刚好超过针套腔体为宜,两者斜面角度一致,顺滑,不突出,不内凹。

(11)带螺钉螺母器械的检查:螺钉、螺帽应固定完好,牵引弓无变形,各类牵引器能保持在张开状态,咬骨钳检查咬口应无骨渣,刃口无缺口,闭合完好。

(12)拉钩类的检查:检查各类拉钩的形状是否正常,有无变形。皮肤拉钩齿端应完整、无缺口;弹簧拉钩弹簧功能完好;"S"形拉钩调节弧度适宜。

(13)器皿的检查:盆、盘、碗等形状应正常,无缺口及漏洞。

(14)其他物品应根据相关知识判定其功能完好,按操作要求排列摆放。

3. 注意事项:

(1)做好职业防护,检查器械锋利度时,禁止对针刺类器械徒手进行感觉检查。

(2)在灯光明亮的环境下进行操作。

(3)精密贵重器械功能不良时,及时与临床或手术室沟通,妥善处理或及时更换。

(4)如器械功能损坏严重应及时更换或报废。

4. 操作流程图:

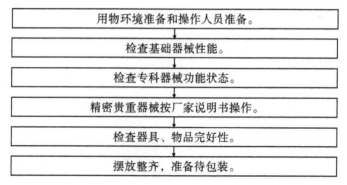

3.3.14 包装材料检查

1. 操作目的：
(1)检查包装材料的完好性，保证包装质量，避免破包。
(2)根据器械的灭菌方式，选择合适的包装材料。
(3)选择合适的包装材料包装器械、器具和物品，利于储存。
(4)利于灭菌因子的穿透。
2. 操作步骤：
(1)用物准备：一次性无纺布、纸塑袋、硬质容器、纸袋、一次性医用皱纹纸、纺织品类。
(2)包装材料应符合以下要求：在规定条件下应无可沥滤物，并无味对与之接触的医疗器械无不良影响；同时包装材料应根据医疗器械材质与包装、灭菌方式相适应。
(3)一次性无纺布检查：表面应清洁无污渍，不应有穿孔、裂缝、开裂或局部厚度不均等影响材料功能的缺陷；一次性无纺布颜色应统一，无变色、无异味；其质量与生产者的标准值应一致；拉伸强度、厚度、抗撕裂程度、气体渗入率和胀破强度均能满足医疗器械包装和灭菌过程或最终包装的要求。
(4)纸塑袋、纸袋的检查：包装袋应清洁无破损、无细缝，密封性完好，用于观察灭菌效果的化学指示剂变色块面积应不小于10mm×10mm，相邻变色块间距不小于15mm，指示灭菌前后的变色说明字迹应清晰易见无模糊。
(5)硬质容器检查：容器盖应闭合完好，容器应无破裂、变形，闭锁装置功能良好，蒸汽压力阀门正常或滤纸卡盘无变形，密封圈无变硬、破裂等老化现象，储存于干燥、清洁和具有防护措施的空间。
(6)纺织品包装材料检查：应在专用透光检测台进行；纺织品应无污渍、清洁完好。纺织品为非漂白织物；包布除四边外不应有缝线，不应缝补；初次使用前应高温洗涤、脱脂去浆、去色。
(7)一次性医用皱纹纸应清洁、完好，表面平整，无色差、无异味。
3. 注意事项：
(1)医用纺织品包装材料应一用一清洗。
(2)硬质容器的使用与操作应遵循生产厂家的使用说明或指导手册。

（3）包装材料应按配送时间先到先使用，避免储存过久。

（4）包装材料的质量应符合国家规定的标准（GB/T19633）。

（5）所有包装材料在第一次进货时，应向厂家索要阻菌力测试报告、原材料技术指标（抗拉力、抗撕裂、爆破力、悬垂性、抗水性等）、国家CDC综合性检测报告等。

3.3.15 硬式内镜及相关器械的检查与保养

1. 操作目的:
(1)确保清洗后内镜及相关器械表面、关节无残留物质和锈斑。
(2)保证灭菌效果,避免院内感染。
(3)方便操作者使用,保证手术顺利。
2. 操作步骤:
1)人员和器械准备:操作人员规范着装,操作前洗手。清洁台面,准备放大镜、器械图谱、器械功能检查用品等。
2)光学视管检查:
(1)清洁度检查:表面、镜面(目镜端、物镜端、导光束接口处)均应符合清洗质量检测标准。
(2)功能检查:①查看镜体是否完整,有无磕痕;目镜端结构有无裂纹、缺失等。②查看镜面有无裂痕。③检查导光束接口处和光纤是否有烧损的情况。④检查镜头成像质量:将镜头对准参照物缓慢旋转360°进行目测,图像应清晰、无变形。方法:为保证镜子成像质量,参照物应距离目镜5cm之内;若图像不清晰,需排除污物残留,再次清洗干燥或用75%酒精清洁镜面,若仍不清晰,则用放大镜仔细查看镜面有无裂痕、划痕或碎屑等情况。若视野清晰但有弧形阴影则表明窥镜外壳上有凹痕;若盖玻片(物镜)上有雾状物表明密封端口不严密,应及时联系生产厂家进行维修。⑤检查轴杆有无凹陷或刮伤,是否平直。
3)导光束检查:
(1)对导光束表面进行清洁度检查,应符合清洗质量检测标准。
(2)检查导光束表面是否有破损。
(3)功能检查:将导光束的一端对准室内光源,在导光束另一端用拇指按压端口遮蔽光源,并上下移动大拇指,以检测另一端有无漏光区。灰影表示光束纤维有断裂,会影响透光度,如灰影部分超过2/3则会影响手术操作视野,应及时维修或更换。操作中不可将导光束一端接入冷光源,用眼睛看另一端,以免损伤眼睛。
4)器械及附件的检查:
(1)清洁度检查:包括表面、关节、齿牙、管腔等,均应光亮清洁,无血渍、污渍、水垢、锈斑等残留物质，符合清洗质量检测标准。

（2）功能检查：①器械各零部件应齐全无缺失、结构完整，轴节关节灵活无松动；关闭钳端，应闭合紧密无缝隙。特别注意查看器械关节及固定处的铆钉、螺丝等有无松动脱落。②套管、密封圈应完整无变形，闭孔盖帽无老化，弹簧张力适度、卡索灵活；剪刀、穿刺器功能端应锋利、无卷刃；穿刺器管腔通畅。③带电源器械应进行绝缘性能检查：采用目测的方法，检查绝缘外层有无破损；有条件则建议使用专用检测仪进行绝缘性能等安全性检查。具体操作见产品使用说明及绝缘性能检测章节。

5）润滑、保养：功能检查前，需对管腔器械的活动接点、轴节、旋转开关、阀门、棘爪等处均加以润滑。可采用喷雾、浸泡、滴注方法进行器械的保养，避免器械的磨损，保证操作灵活，延长使用寿命。

6）装配：操作人员依据器械装配的技术规程或图示，核对器械的数量、种类、规格，将拆卸的器械进行重新组合或装配。

（1）光学目镜等器械应置于专用器械盒内并进行单独包装。

（2）导光束及摄像连接线应大弧度盘绕，直径不小于10cm且无锐角。

（3）按照器械的使用顺序摆放于器械盒中。

（4）组装腔镜器械的外套、内芯和手柄时，必须保证在直平（无偏转）的状态插入或退出器械通道。

（5）组装穿刺器的套管、多功能阀和穿刺芯，确保型号匹配。

（6）锋利尖锐的器械如穿刺内芯、鞘、针类、剪类等，应使用专用放置架、保护垫、保护封帽等给予固定保护。

（7）所有的空隙、阀门应打开，保证灭菌介质的穿透，避免由于压力改变对器械造成不必要的损伤。

（8）装配完毕后放置包内化学指示卡。

（9）选择与灭菌方式相适宜的包装材料双层分2次包装，并贴包外指示标识。

3. 注意事项：

（1）管腔类器械属于广义的显微器械，其结构特点是纤长，机械强度低，关节管腔多，部分器械甚至需要带电工作，因此，在检查保养等处理环节时必须格外小心。

（2）按型号组装并试验手感，如刃口剪切、锁齿试验、镊子闭合试验等均能为器械的性能检测提供依据。

（3）及时对功能障碍器械或部件做报废、淘汰处理，并进行添加补充，使器械功能得到有效利用，保证手术质量，延长使用寿命。

4. 操作流程图：

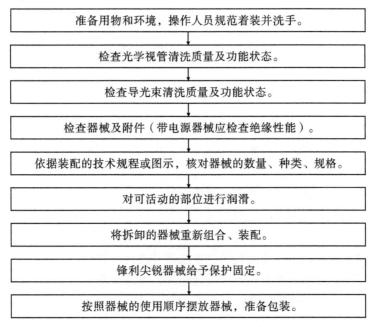

- 准备用物和环境，操作人员规范着装并洗手。
- 检查光学视管清洗质量及功能状态。
- 检查导光束清洗质量及功能状态。
- 检查器械及附件（带电源器械应检查绝缘性能）。
- 依据装配的技术规程或图示，核对器械的数量、种类、规格。
- 对可活动的部位进行润滑。
- 将拆卸的器械重新组合、装配。
- 锋利尖锐器械给予保护固定。
- 按照器械的使用顺序摆放器械，准备包装。

3.3.16 成品布类包的检查

1. 操作目的：
(1)检查成品布类包包装材料质量和包装质量。
(2)抽查成品布类包，保证灭菌质量，保障医疗安全。
2. 操作步骤：
(1)准备：着装规范，洗手，环境整洁，光线充足。
(2)每日抽查布类成品 5~10 包。
(3)包装材料有污垢、血迹、破损，均应立即更换，并做好登记。
(4)开包检查，包内布类的清洗质量应符合相应要求。
(5)不合格成品布类包应退回重新处理，填写清单。
(6)记录抽查及处理结果。
3. 注意事项：
(1)应由质控人员、敷料人员、送包人员共同检查成品布类包。
(2)注意包裹大小及重量，应符合行业标准和要求。
(3)及时将检查结果通报相应部门，以做相应整改。
(4)定期整理所存在的问题，上交科室质控小组，采取相应措施，确保服务质量与医疗安全。
4. 操作流程图：

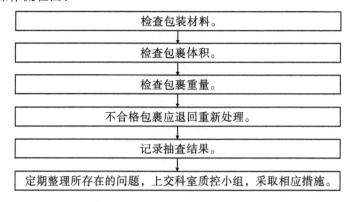

3.3.17 封包流程

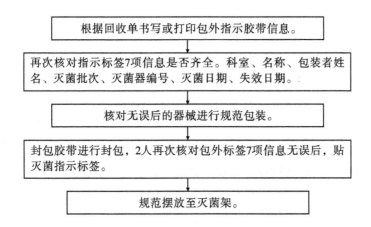

注意事项:

1. 人员准备：进行手卫生。
2. 物品准备：合适的包装材料，封包胶带，医用封口机，包外标签。
3. 选择合适的包装材料。
4. 闭合式包装：将器械、器具或物品放在包装材料的中央，反复折叠形成曲径，包外粘贴灭菌指示胶带。胶带长度应与灭菌包体积、重量相适宜，松紧适度，封包严密，保持闭合完好性。
5. 密封式封包，器械或物品放入包装材料内，选择合适的医用封口机进行封包。
6. 对于普遍敷料包，建议两边 8~10cm 指示胶带，帮助封牢。
7. 对于较大器械包，建议捆扎式或井字形封包。

3.4 敷料包装区工作流程

3.4.1 敷料区岗位流程

8：00 参加完晨会按规定着装，进入敷料检查包装区。

8：10 与洗涤公司进行敷料的清点与交接。

8：30 敷料1在当日敷料总数中先领取3包敷料。再在剩余敷料数中领取1/3。敷料2、敷料3各领取当日敷料总数1/3的敷料包数。

8：40 折叠敷料、整理包布，折叠治疗巾、洞巾等，注意检查敷料完整无破损、无血渍、无线头，手术衣各绑带齐全。

10：00 折叠衣服、盖单、中单。

11：00 折叠剖腹单。

11：30 接收洗手衣裤、新生儿敷料并包装。

12：00 下班。

14：00（夏时制14：30）上班。按照手术室申请（如台布包、剖腹包、衣服包、骨科小包、中单包等）数量进行配包、包装。

15：00 敷料2负责卸载无菌物品。

16：00 敷料2完成抱产包、产包、备用包的准备工作。完成泌尿敷料包的包装。完成绝育包的包装。敷料3完成眼科台布包的包装、完成心内台布包的包装。完成手术室所需如长纱条、腿套、治疗巾、绷带、腹纱等制作。

包装时应对包内容物进行检查，核对无误后进行包装，将带有条形码的标签贴在包布的角口处。同类包放于一个待灭菌的车内。

包装完毕后对包装台进行清洁消毒，对工作台面区域及卫生包干区进行清洁工作。

17：00（夏时制17：30）下班。

3.4.2 抱产包制作的 SOP

操作步骤	操作方法	操作标准
操作者准备	1. 着装整齐。2. 戴口罩。3. 戴圆帽。4. 按七步洗手法清洗双手。	着装洁净、完好、平整，口罩覆盖口鼻，帽子罩住全部头发。
物品准备	根据回收清单计划准备相应数量的物品：大包布1个、中包布1个、治疗巾2个、手术衣1件、化学指示卡。	物品准备齐全。
操作环境准备	评估环境。	宽敞明亮，避免人员走动。
操作台面的准备	消毒液擦拭。	台面清洁、干燥、无尘。
物品检查	查对用物是否齐备，戴手套，根据包的性质进行配包前敷料性能及洁净度检查。	敷料清洗合格，功能完好。
操作流程	1. 平铺大台布。 2. 其上放置中包布1个、治疗巾2个。 3. 其上放置手术衣1件，平放于包布中心位置，领口朝上。 4. 第一件手术衣下，放置化学指示卡。 5. 内层中包布包装：先近侧、后左侧、再右侧，将上角向下折后反折。 6. 外层大包布包装：先近侧、后左侧、再右侧，最后翻滚折叠远侧。 7. 粘贴包外指示胶带并正确填写6项信息。	流程符合要求，物品齐全，打包紧扎，外标签内容齐全，张贴位置正确；记录正确无误。

注意：敷料包为双层台布，清洁、干燥、平整，要求边对边，角对角，包装时松紧适宜，过松容易松散，过紧不利于蒸汽的穿透消毒。平整摆放合理。

3.4.3 产包制作的 SOP

操作步骤	操作方法	操作标准
操作者准备	1. 着装整齐。2. 戴口罩。3. 戴圆帽。4. 按七步洗手法清洗双手。	着装洁净、完好、平整，口罩覆盖口鼻，帽子罩住全部头发。
物品准备	根据回收清单计划准备相应数量的物品：大包布1个、中包布1个、治疗巾4个、腿套2个、臀巾1个、手术衣1件、化学指示卡。	物品准备齐全。
操作环境准备	评估环境。	宽敞明亮，避免人员走动。
操作台面的准备	消毒液擦拭。	台面清洁、干燥、无尘。
物品检查	查对用物是否齐备，戴手套，根据包的性质进行配包前敷料性能及洁净度检查。	敷料清洗合格，功能完好。
操作流程	1. 平铺大台布。 2. 其上放置中包布1个、治疗巾4个、腿套2个，平行摆放。 3. 其上放置臀巾1个，再其上放置手术衣1件，交替平放于包布中心位置，领口朝上。 4. 第一件手术衣下，放置化学指示卡。 5. 内层中包布包装：先近侧、后左侧、再右侧，将上角向下折后反折。 6. 外层大包布包装：先近侧、后左侧、再右侧，最后翻滚折叠远侧。 7. 粘贴包外指示胶带并正确填写6项信息。	流程符合要求，物品齐全，打包紧扎，外标签内容齐全，张贴位置正确；记录正确无误。

注意：敷料包为双层台布，清洁、干燥、平整，要求边对边，角对角，包装时松紧适宜，过松容易松散，过紧不利于蒸汽的穿透消毒，平整摆放合理。

3.4.4 骨科小包制作的 SOP

操作步骤	操作方法	操作标准
操作者准备	1. 着装整齐。2. 戴口罩。3. 戴圆帽。4. 按七步洗手法清洗双手。	着装洁净、完好、平整，口罩覆盖口鼻，帽子罩住全部头发。
物品准备	根据回收清单计划准备相应数量的物品：中包布1个、小台布1个、中单4个（横S折叠），腿套2个、化学指示卡。	物品准备齐全。
操作环境准备	评估环境。	宽敞明亮，避免人员走动。
操作台面的准备	消毒液擦拭。	台面清洁、干燥、无尘。
物品检查	查对用物是否齐备，戴手套，根据包的性质进行配包前敷料性能及洁净度检查。	敷料清洗合格，功能完好。
操作流程	1. 小台布平铺台面。 2. 小台布中心位置放置中单4个（横S折叠），第二个中单下放置化学指示卡，其上放置腿套2个。 3. 小台布近身侧边上折后反折，远侧边下折后反折，左侧端向右边折后反折，右侧端向左边折后反折。 4. 中包布包装，先近侧、后左侧、再右侧，最后翻滚折叠远侧。 5. 粘贴包外指示胶带并正确填写6项信息。两侧用封包胶带封包。	流程符合要求，物品齐全，打包紧扎，外标签内容齐全，张贴位置正确；记录正确无误。

注意：敷料包为双层台布，清洁、干燥、平整，要求边对边，角对角，包装时松紧适宜，过松容易松散，过紧不利于蒸汽的穿透消毒。

3.4.5　绝育包制作的 SOP

操作步骤	操作方法	操作标准
操作者准备	1. 着装整齐。2. 戴口罩。3. 戴圆帽。4. 按七步洗手法清洗双手。	着装洁净、完好、平整，口罩覆盖口鼻，帽子罩住全部头发。
物品准备	根据回收清单计划准备相应数量的物品：大包布1个、大台布1个、绝育单1个、长纱布10个、治疗巾4个、盖单1个、化学指示卡。	物品准备齐全。
操作环境准备	评估环境。	宽敞明亮，避免人员走动。
操作台面的准备	消毒液擦拭。	台面清洁、干燥、无尘。
物品检查	查对用物是否齐备，戴手套，根据包的性质进行配包前器械性能及洁净度检查。	器械清洗合格，功能完好。
操作流程	1. 将大台布平铺台面。2. 大台布中心放置绝育单1个。3. 其上放置长纱布10个，其上放置治疗巾4个。4. 内夹化学指示卡。5. 其上放置盖单1个。6. 大台布近身侧边上折后反折，远侧边下折后反折，左侧端向右边折后反折，右侧端向左边折后反折。7. 大包布包装，先近侧、后左侧、再右侧，最后翻滚折叠远侧。8. 粘贴包外指示胶带并正确填写6项信息。两侧用封包胶带封包。	流程符合要求，物品齐全，打包紧扎，外标签内容齐全，张贴位置正确；记录正确无误。

注意：敷料包为双层台布，清洁、干燥、平整，要求边对边，角对角，包装时松紧适宜，过松容易松散，过紧不利于蒸汽的穿透消毒。

3.4.6 泌门敷料包制作的 SOP

操作步骤	操作方法	操作标准
操作者准备	1. 着装整齐。2. 戴口罩。3. 戴圆帽。4. 按七步洗手法清洗双手。	着装洁净、口罩覆盖口鼻，帽子罩住全部头发。
物品准备	小台布1个、中包布1个、消毒碗1个、泌门专用治疗巾2个、洞巾1个、消毒钳1把、化学指示卡。	物品准备齐全。
操作环境准备	评估环境。	宽敞明亮，避免人员走动。
操作台面的准备	消毒液擦拭。	台面清洁、干燥、无尘。
物品检查	查对用物是否齐备，进行配包前敷料性能及洁净度检查。	敷料清洗合格，功能完好。
操作流程	1. 平铺小台布。 2. 其上放置泌门治疗巾2个、洞巾1个、消毒钳1把，内夹化学提示卡。 3. 放置洞巾1个、消毒碗1个。 4. 小台布近身侧边上折后反折，远侧边下折后反折，左侧端向右边折后反折，右侧端向左边折后反折。 5. 中包布包装，先近侧、后左侧、再右侧，最后翻滚折叠远侧。 6. 粘贴包外指示胶带并正确填写6项信息。两侧用封包胶带封包。	流程符合要求，物品齐全，打包紧扎，外标签内容齐全，张贴位置正确；记录正确无误。

注意：敷料包为双层台布，清洁、干燥、平整，要求边对边，角对角，包装时松紧适宜，过松容易松散，过紧不利于蒸汽的穿透消毒。

3.4.7 剖腹包制作的 SOP

操作步骤	操作方法	操作标准
操作者准备	1. 着装整齐。2. 戴口罩。3. 戴圆帽。4. 按七步洗手法清洗双手。	着装洁净、完好、平整，口罩覆盖口鼻，帽子罩住全部头发。
物品准备	根据回收清单计划准备相应数量的物品：中包布1个、小包布1个、治疗巾5个、剖腹单1个、化学指示卡。	物品准备齐全。
操作环境准备	评估环境。	宽敞明亮，避免人员走动。
操作台面的准备	消毒液擦拭。	台面清洁、干燥、无尘。
物品检查	查对用物是否齐备，戴手套，根据包的性质进行配包前敷料性能及洁净度检查。	敷料清洗合格，功能完好。
操作流程	1. 折叠剖腹单，以孔为中心呈扇形折叠。先两端，后左右，对折再对折。 2. 折叠治疗巾，两边做扇形折叠，两端对折后再对折。 3. 将中包布平铺台面。 4. 其上放置小包布。 5. 上置剖腹单，内夹化学指示卡。 6. 其上放置治疗巾5个。 7. 内层小包布包装：先近侧、后左侧、再右侧，将上角向下折后反折。 8. 外层中包布包装：先近侧、后左侧、再右侧，最后翻滚折叠远侧。 9. 粘贴包外指示胶带并正确填写6项信息。两侧用封包胶带封包。	流程符合要求，物品齐全，打包紧扎，外标签内容齐全，张贴位置正确；记录正确无误。

注意：敷料包为双层台布，清洁、干燥、平整，要求边对边，角对角，包装时松紧适宜，过松容易松散，过紧不利于蒸汽的穿透消毒。

3.4.8 剖胸包制作的 SOP

操作步骤	操作方法	操作标准
操作者准备	1. 着装整齐。2. 戴口罩。3. 戴圆帽。4. 按七步洗手法清洗双手。	着装洁净、完好、平整，口罩覆盖口鼻，帽子罩住全部头发。
物品准备	根据回收清单计划准备相应数量的物品：大包布 1 个、中包布 1 个、剖胸单 1 个、化学指示卡。	物品准备齐全。
操作环境准备	评估环境。	宽敞明亮，避免人员走动。
操作台面的准备	消毒液擦拭。	台面清洁、干燥、无尘。
物品检查	查对用物是否齐备，戴手套，根据包的性质进行配包前敷料性能及洁净度检查。	敷料清洗合格，功能完好。
操作流程	1. 折叠剖胸单，以孔为中心呈扇形折叠。先两端，后左右，对折再对折。 2. 将大包布平铺台面。 3. 其上放置中包布。 4. 上置剖胸单于中包布中心位置，内夹化学指示卡。 5. 内层中包布包装：先近侧、后左侧、再右侧，将上角向下折后反折。 6. 外层大包布包装：先近侧、后左侧、再右侧，最后翻滚折叠远侧。 7. 粘贴包外指示胶带并正确填写 6 项信息。两侧用封包胶带封包。	流程符合要求，物品齐全，打包紧扎，外标签内容齐全，张贴位置正确；记录正确无误。

注意：敷料包为双层台布，清洁、干燥、平整，要求边对边，角对角，包装时松紧适宜，过松容易松散，过紧不利于蒸汽的穿透消毒。

3.4.9 台布包制作的SOP

操作步骤	操作方法	操作标准
操作者准备	1. 着装整齐。2. 戴口罩。3. 戴圆帽。4. 按七步洗手法清洗双手。	着装洁净、完好、平整，口罩覆盖口鼻，帽子罩住全部头发。
物品准备	根据回收清单计划准备相应数量的物品：大包布1个、大台布1个、长纱布10个、腹纱1个、刀口巾2个、手术衣2件、消毒钳1把、化学指示卡、盖单1个。	物品准备齐全。
操作环境准备	评估环境。	宽敞明亮，避免人员走动。
操作台面的准备	消毒液擦拭。	台面清洁、干燥、无尘。
物品检查	查对用物是否齐备，戴手套，根据包的性质进行配包前器械性能及洁净度检查。	器械清洗合格，功能完好。
操作流程	1. 将大台布平铺台面。 2. 大台布中心位置垂直摆放长纱布10个、腹纱1个、刀口巾2个。 3. 其上放置手术衣2件。 4. 其上放置消毒钳1把并夹化学指示卡。 5. 其上放置盖单1个。 6. 大台布近身侧边上折后反折，远侧边下折后反折，左侧端向右边折后反折，右侧端向左边折后反折。 7. 大包布包装，先近侧、后左侧、再右侧，最后翻滚折叠远侧。 8. 粘贴包外指示胶带并正确填写6项信息。两侧用封包胶带封包。	流程符合要求，物品齐全，打包紧扎，外标签内容齐全，张贴位置正确；记录正确无误。

注意：敷料包为双层台布，清洁、干燥、平整，要求边对边，角对角，包装时松紧适宜，过松容易松散，过紧不利于蒸汽的穿透消毒。

3.4.10　胸科敷料包制作的 SOP

操作步骤	操作方法	操作标准
操作者准备	1. 着装整齐。2. 戴口罩。3. 戴圆帽。4. 按七步洗手法清洗双手。	着装洁净、完好、平整，口罩覆盖口鼻，帽子罩住全部头发。
物品准备	根据回收清单计划准备相应数量的物品：中包布 1 个、小包布 1 个、长纱布 10 个、腹纱 1 个、治疗巾 6 个、化学指示卡、手术衣 1 件。	物品准备齐全。
操作环境准备	评估环境。	宽敞明亮，避免人员走动。
操作台面的准备	消毒液擦拭。	台面清洁、干燥、无尘。
物品检查	查对用物是否齐备，戴手套，根据包的性质进行配包前敷料性能及洁净度检查。	敷料清洗合格，功能完好。
操作流程	1. 将中包布平铺台面。 2. 其上放置小包布。 3. 其上中心位置垂直摆放长纱布 10 个、腹纱 1 个、治疗巾 6 个。 4. 治疗巾上放置化学指示卡。 5. 其上放置手术衣 1 件。 6. 内层小包布包装：先近侧、后左侧、再右侧，将上角向下折后反折。 7. 外层中包布包装：先近侧、后左侧、再右侧，最后翻滚折叠远侧。 8. 粘贴包外指示胶带并正确填写 6 项信息。两侧用封包胶带封包。	流程符合要求，物品齐全，打包紧扎，外标签内容齐全，张贴位置正确；记录正确无误。

注意：敷料包为双层台布，清洁、干燥、平整，要求边对边，角对角，包装时松紧适宜，过松容易松散，过紧不利于蒸汽的穿透消毒。

3.4.11 胸科小包制作的 SOP

操作步骤	操作方法	操作标准
操作者准备	1. 着装整齐。2. 戴口罩。3. 戴圆帽。4. 按七步洗手法清洗双手。	着装洁净、完好、平整，口罩覆盖口鼻，帽子罩住全部头发。
物品准备	根据回收清单计划准备相应数量的物品：中包布1个、小台布1个、中单4个（横S折叠）、化学指示卡。	物品准备齐全。
操作环境准备	评估环境。	宽敞明亮，避免人员走动。
操作台面的准备	消毒液擦拭。	台面清洁、干燥、无尘。
物品检查	查对用物是否齐备，戴手套，根据包的性质进行配包前敷料性能及洁净度检查。	敷料清洗合格，功能完好。
操作流程	1. 小台布平铺台面。 2. 小台布中心位置放置中单4个（横S折叠），第二个中单下放置化学指示卡。 3. 小台布近身侧边上折后反折，远侧边下折后反折，左侧端向右边折后反折，右侧端向左边折后反折。 4. 中包布包装，先近侧、后左侧、再右侧，最后翻滚折叠远侧。 5. 粘贴包外指示胶带并正确填写6项信息。两侧用封包胶带封包。	流程符合要求，物品齐全，打包紧扎，外标签内容齐全，张贴位置正确；记录正确无误。

注意：敷料包为双层台布，清洁、干燥、平整，要求边对边，角对角，包装时松紧适宜，过松容易松散，过紧不利于蒸汽的穿透消毒。

3.4.12 眼科台布包制作的 SOP

操作步骤	操作方法	操作标准
操作者准备	1. 着装整齐。2. 戴口罩。3. 戴圆帽。4. 按七步洗手法清洗双手。	着装洁净、完好、平整，口罩覆盖口鼻，帽子罩住全部头发。
物品准备	根据回收清单计划准备相应数量的物品：大包布1个、大台布1个、手术衣2件、眼科洞巾1个、治疗巾4个、弯盘1个、血管钳1个、纱布6个、消毒钳1把、化学指示卡。	物品准备齐全。
操作环境准备	评估环境。	宽敞明亮，避免人员走动。
操作台面的准备	消毒液擦拭。	台面清洁、干燥、无尘。
物品检查	查对用物是否齐备，戴手套，根据包的性质进行配包前器械性能及洁净度检查。	器械清洗合格，功能完好。
操作流程	1. 将大台布平铺台面。 2. 其上放置手术衣1件。 3. 其上放置眼科洞巾1个。再其上放置治疗巾3个，上放弯盘1个，内置纱布6个。 4. 其上放置消毒钳1把并夹化学指示卡。 5. 其上放置治疗巾1个、手术衣1件。 6. 大台布近身侧边上折后反折，远侧边下折后反折，左侧端向右边折后反折，右侧端向左边折后反折。 7. 大包布包装，先近侧、后左侧、再右侧，最后翻滚折叠远侧。 8. 粘贴包外指示胶带并正确填写6项信息。两侧用封包胶带封包。	流程符合要求，物品齐全，打包紧扎，外标签内容齐全，张贴位置正确；记录正确无误。

注意：敷料包为双层台布，清洁、干燥、平整，要求边对边，角对角，包装时松紧适宜，过松容易松散，过紧不利于蒸汽的穿透消毒。

3.4.13 衣服包制作的 SOP

操作步骤	操作方法	操作标准
操作者准备	1. 着装整齐。2. 戴口罩。3. 戴圆帽。4. 按七步洗手法清洗双手。	着装洁净、完好、平整，口罩覆盖口鼻，帽子罩住全部头发。
物品准备	根据回收清单计划准备相应数量的物品：中包布1个、小包布1个、手术衣3件、化学指示卡。	物品准备齐全。
操作环境准备	评估环境。	宽敞明亮，避免人员走动。
操作台面的准备	消毒液擦拭。	台面清洁、干燥、无尘。
物品检查	查对用物是否齐备，戴手套，根据包的性质进行配包前敷料性能及洁净度检查。	敷料清洗合格，功能完好。
操作流程	1. 将中包布平铺台面。 2. 其上放置小包布。 3. 其上放置手术衣3件，交替平放于包布中心位置，领口朝上。第一件手术衣下放置化学指示卡。 4. 内层小包布包装：先近侧、后左侧、再右侧，将上角向下折后反折。 5. 外层中包布包装：先近侧、后左侧、再右侧，最后翻滚折叠远侧。 6. 粘贴包外指示胶带并正确填写6项信息。两侧用封包胶带封包。	流程符合要求，物品齐全，打包紧扎，外标签内容齐全，张贴位置正确；记录正确无误。

注意：敷料包为双层台布，清洁、干燥、平整，要求边对边，角对角，包装时松紧适宜，过松容易松散，过紧不利于蒸汽的穿透消毒。平整摆放合理。

3.4.14　医美敷料包制作的 SOP

操作步骤	操作方法	操作标准
操作者准备	1. 着装整齐。2. 戴口罩。3. 戴圆帽。4. 按七步洗手法清洗双手。	着装洁净、完好、平整，口罩覆盖口鼻，帽子罩住全部头发。
物品准备	根据回收清单计划准备相应数量的物品：大包布 1 个、大台布 1 个、手术衣 1 件、中单 2 个、洞巾 1 个、治疗巾 2 个、消毒钳 1 把、化学指示卡。	物品准备齐全。
操作环境准备	评估环境。	宽敞明亮，避免人员走动。
操作台面的准备	消毒液擦拭。	台面清洁、干燥、无尘。
物品检查	查对用物是否齐备，戴手套，根据包的性质进行配包前器械性能及洁净度检查。	器械清洗合格，功能完好。
操作流程	1. 大台布平铺台面。 2. 大台布中心位置放置中单 2 个、洞巾 1 个、治疗巾 2 个。 3. 其上放置消毒钳 1 把并夹化学指示卡。 4. 其上放置手术衣 1 件。 5. 大台布近身侧边上折后反折，远侧边下折后反折，左侧端向右边折后反折，右侧端向左边折后反折。 6. 大包布包装，先近侧、后左侧、再右侧，最后翻滚折叠远侧。 7. 粘贴包外指示胶带并正确填写 6 项信息。两侧用封包胶带封包。	流程符合要求，物品齐全，打包紧扎，外标签内容齐全，张贴位置正确；记录正确无误。

注意：敷料包为双层台布，清洁、干燥、平整，要求边对边，角对角，包装时松紧适宜，过松容易松散，过紧不利于蒸汽的穿透消毒。

3.4.15　中单包制作的 SOP

操作步骤	操作方法	操作标准
操作者准备	1. 着装整齐。2. 戴口罩。3. 戴圆帽。4. 按七步洗手法清洗双手。	着装洁净、完好、平整，口罩覆盖口鼻，帽子罩住全部头发。
物品准备	根据回收清单计划准备相应数量的物品：中包布1个、小台布1个、中单2个（横S折叠）、化学指示卡。	物品准备齐全。
操作环境准备	评估环境。	宽敞明亮，避免人员走动。
操作台面的准备	消毒液擦拭。	台面清洁、干燥、无尘。
物品检查	查对用物是否齐备，戴手套，根据包的性质进行配包前敷料性能及洁净度检查。	敷料清洗合格，功能完好。
操作流程	1. 小台布平铺台面。 2. 小台布中心位置放置中单2个（横S折叠），第二个中单下放置化学指示卡。 3. 小台布近身侧边上折后反折，远侧下折后反折，左侧端向右边折后反折，右侧端向左边折后反折。 4. 中包布包装，先近侧、后左侧、再右侧，最后翻滚折叠远侧。 5. 粘贴包外指示胶带并正确填写6项信息。两侧用封包胶带封包。	流程符合要求，物品齐全，打包紧扎，外标签内容齐全，张贴位置正确；记录正确无误。

注意：敷料包为双层台布，清洁、干燥、平整，要求边对边，角对角，包装时松紧适宜，过松容易松散，过紧不利于蒸汽的穿透消毒。

3.5 灭菌区工作流程

3.5.1 低温灭菌岗操作流程

低温灭菌技术是指用来处理不耐受湿热的医疗器械与物品的一类灭菌方式的总称，目前主流的医院使用的低温消毒灭菌技术有环氧乙烷灭菌、过氧化氢低温等离子体灭菌、低温甲醛蒸汽灭菌等。

1. 适用范围：

医疗机构可以按照灭菌物品的性质选择不同的灭菌方式：对于耐湿、耐热的诊疗器械、器具和物品，应首选压力蒸汽灭菌，对于耐热的油剂类和干粉类等应采用干粉灭菌；不耐热、不耐湿的物品，宜采用低温灭菌方法，如环氧乙烷灭菌、过氧化氢低温等离子体灭菌或低温甲醛蒸汽灭菌等。

(1) 环氧乙烷气体灭菌法：环氧乙烷自1950年代起即作为低温灭菌剂开始使用，在美国的医疗机构中至今仍是不耐湿热的医疗仪器和物品低温灭菌的最主要的方式。目前有2种环氧乙烷灭菌剂：环氧乙烷与氟利昂混合气体，100%纯环氧乙烷气体。环氧乙烷作为灭菌剂的最大特点是高效，对复杂物品的穿透性以及与灭菌物品的广泛匹配性。此外，环氧乙烷的监测体系比较完备，有专门针对的国际标准ISO 11138-2来提供保证。

(2) 过氧化氢等离子体灭菌法：过氧化氢等离子体是1990年代开始面世的一项低温灭菌技术。等离子体被认为是液态、气态、固态之外的第四种状态，是气体分子在极度真空的腔体内受激发而形成的。过氧化氢等离子体灭菌，具有灭菌循环时间短，彻底分解终产物毒性低的优势。

(3) 甲醛气体灭菌法：甲醛对所有微生物都有杀灭作用，其灭菌效果可靠，使用方便，对消毒、灭菌物品基本无损害。甲醛自然扩散的能力较差是其缺点之一，特别是甲醛有致癌作用。低温甲醛蒸汽灭菌器解决了这些缺点，可用于不耐热、不耐湿物品的灭菌。低温甲醛蒸汽灭菌相对应的生物监测国际标准是 ISO 11138-5。

2. 操作前准备：

(1) 环境：通风良好，空气质量符合环境学的要求，环境温度维持在 20~23℃，相对湿度为 30%~60%，照明良好，适合操作。

(2) 人员：工作人员应穿专用工作服，戴圆帽，卫生洗手或手消毒，必要时戴手套。

(3) 设备：检查设备安全待机情况，确保设备 24h 通电。

3. 操作步骤：

(1) 待灭菌物品满足"灭菌范围和灭菌条件"的规定，选择合适的灭菌方法。

(2) 完整的操作请遵守以下步骤：电源开关按钮 ON → 开/关门 → 开门 → 合理装载物品 → 放置监测包 → 关门 → 选择运行程序 → 启动 → 程序运行 → 结束 → 数据打印 → 开门 → 取出物品放置篮筐 → 关门 → 检查灭菌效果 → 电源开关按钮 OFF。

(3) 每天最后一锅完成后用清洁的棉布清洁灭菌器舱体。

4. 注意事项：

(1) 操作人员应遵循设备厂商提供的设备使用说明书及指导手册进行设备的操作。

(2) 充分掌握灭菌方法的适用范围，器械兼容性以及灭菌优缺点。

(3) 保证灭菌物品充分干燥。

(4) 确认灭菌过程中物理参数符合要求，记录运行主要参数，装载主要物品等信息，资料留存≥3 年。

3.5.2 高温灭菌岗操作流程

适用于耐高温、耐湿的医疗器械和物品的灭菌，不能用于凡士林等油类和粉剂的灭菌。包括预真空(排汽)压力蒸汽灭菌和下排气式压力蒸汽灭菌。

预真空(排汽)压力蒸汽灭菌的原理是利用机械抽真空的方法，使灭菌室内形成负压，蒸汽得以迅速穿透物品内部进行灭菌，利用饱和蒸汽释放的潜能，使蛋白质与蛋白质酶凝固、变性致死。下排气式压力蒸汽灭菌的原理是利用蒸汽重力置换冷空气的原理以及蒸汽释放的潜能使物品达到灭菌效果。

灭菌设备操作程序：设备运行前准备→灭菌物品装载→设备运行操作→无菌物品卸载→灭菌效果检测→灭菌设备停机。

1. 操作前准备：①环境：通风良好，空气质量符合环境学的要求，环境温度维持在20~23℃，相对湿度为30%~60%，照明良好，适合操作。②人员：工作人员应穿专用工作服，戴圆帽，卫生洗手或手消毒，必要时戴手套。③物品：灭菌设备、灭菌装载车、灭菌篮筐、防烫伤手套、各种监测物(化学、生物)、试验包、笔、记录单等。

2. 操作步骤：①工作人员着装规范，穿专区工作衣、工作鞋，戴圆帽，洗手。清洁灭菌器及装载车。②灭菌前准备：每天设备运行前应进行安全检查，包括灭菌器压力是否归零；记录打印装置是否处于备用状态；灭菌器柜门、密封圈有无损坏；柜门安全锁扣是否灵活、安全有效；灭菌柜内冷凝水排出口是否通畅，及时清除堵塞物；过滤网、舱室是否清洁；电源、水源、汽源、压缩空气、信息追溯系统连接完好等运行条件是否符合设备使用要求。③灭菌器进行预热。④脉动真空灭菌器每日灭菌前进行B-D试验，检测冷空气残留，蒸汽是否有泄露。B-D试验结果2人核对，测试纸变色均匀为合格。确认合格后，方可进行灭菌操作。

(1) 检查并评估待灭菌包质量：①认真检查包装是否符合灭菌要求。使用包装医用棉布、无纺布、医用纸及纸塑包装材料要保持密闭完好，金属容器通气孔全部处于开启状态，各锁扣功能完好。②检查包装的完整性、松紧度、闭合性，外包布是否清洁，无可视污迹、破损、水渍及潮湿，包装严密、松紧适宜。③检查并核对包装的标识，字体清楚，追溯信息齐全。包括灭菌包的名称、灭菌日期、有效期、操作者、核对者和信息码完整等内容。包外化学胶带贴在利于观察颜色变化的位置，并能有效封口。

(2)灭菌物品装载：①应使用专用灭菌架或篮筐装载灭菌物品，灭菌包之间应留间隙，利于灭菌介质穿透。②宜将同类材质的器械、器具和物品置于同一批次进行灭菌；材质不同时，纺织类物品应置于上层、竖放，金属器械类置于下层，大包宜摆放于上层，小包宜摆放于下层。③手术器械包、硬质容器应平放；盆、盘、碗类物品应斜放，包内容器开口朝向一致；玻璃瓶等底部无孔的器皿类应倒立或侧放。④纸袋、纸塑袋包装应摆放在篮筐内，纸面对纸面、塑面对塑面侧放，利于蒸汽进入和冷空气排出。⑤下排气压力蒸汽灭菌器的装载量不应超过柜室容积的80%，预真空（排汽）和脉动真空压力蒸汽灭菌器的装载量不应超过柜室容积的90%，同时应不小于柜室容积的5%～10%。

(3)放置化学PCD（灭菌过程验证装置）或生物PCD。

(4)灭菌运行操作：①选择合理的灭菌方法和程序按灭菌器操作规程灭菌。②每次灭菌应观察并记录灭菌时的温度、时间和压力等灭菌参数及设备运行状况。③灭菌器运行中应及时处理报警故障等问题，保证灭菌设备运行安全。④灭菌设备程序完成后，设备处于重新启动或停机状态，操作人员应观察仪表归位情况，观察指示灯是否显示在停止功能位置。⑤确认灭菌过程中物理参数符合要求，记录运行主要参数、装载主要物品等信息，资料留存≥3年。

3. 注意事项：①操作人员应遵循设备厂商提供的设备使用说明书及指导手册进行设备的操作。根据灭菌设备制度要求，进行日常维护及保养，以提高设备的完好率，保证运行安全、延长设备寿命。②应使用专用灭菌架或篮筐装载灭菌物品，灭菌包之间应留有间隙，利于灭菌介质穿透。③下排气压力蒸汽灭菌器的装载量不应超过柜室容积的80%，预真空（排汽）和脉动真空压力蒸汽灭菌器的装载量不应超过柜室容积的90%，同时应不小于柜室容积的5%～10%。④灭菌包体积及重量要求：下排气式压力蒸汽灭菌时体积不得超过30cm×30cm×25cm，脉动真空灭菌器灭菌时体积不得超过30cm×30cm×50cm，敷料包重量不超过5kg，器械包重量不超过7kg。

3.5.3 灭菌操作规范

1. 耐湿耐热的器械、器具和物品应首选压力蒸汽灭菌。
2. 不耐湿、不耐热的器械、器具和物品应选择低温环氧乙烷或过氧化氢低温等离子灭菌；耐湿、不耐热的器械可选择低温蒸汽甲醛灭菌。
3. 应根据待灭菌物品选择适宜的灭菌方式。
4. 灭菌器操作方法应遵循生产厂家的使用说明书或指导手册。
5. 硬质容器和超大超重包，应遵循厂家提供的灭菌参数。
6. 压力蒸汽灭菌器操作程序包括灭菌前准备、灭菌物品的装载、灭菌操作、无菌物品的卸载和灭菌效果的监测等步骤。

1）灭菌前准备：

（1）每天设备运行前进行安全检查，包括灭菌器压力表处于"零"的位置；打印装置完好，已装纸；柜门密封圈及安全锁扣灵活安全有效；排冷凝水出口是否通畅，清洁腔体；电源、水源、蒸汽、压缩空气等应符合设备要求。

（2）预热灭菌器，每日开始灭菌运行前空载进行 B-D 试验。

2）灭菌物品的装载：

（1）应使用专用灭菌架或篮筐装载灭菌物品，包与包之间有间隙。

（2）同类材质器械、器具和物品，置于同一批次进行灭菌。

（3）材质不相同时，纺织类物品应放置于上层、竖放，器械类放置于下层。

（4）手术器械包、硬质容器应平放；盆、盘、碗类物品应斜放，玻璃瓶等底部无孔的器皿类物品应倒立或侧放；纸袋、纸塑包装物品应侧放；利于蒸汽进入和冷空气排出。

3）灭菌操作：应观察并记录灭菌时的温度、时间和压力等灭菌参数及设备运行状况。

4）无菌物品的卸载：

（1）从灭菌器取出的物品，冷却时间≥30min。

（2）确认灭菌过程合格。结果符合 WS310.3 的要求。

（3）检查有无湿包，湿包不应储存与发放，分析原因并改进。

（4）无菌包掉落地上或误放到不洁处应视为已被污染，不可使用，需重新处理。

5）灭菌效果的监测：

灭菌过程的监测应符合 WS310.3 中的相关规定。

3.5.4　压力蒸汽灭菌物品卸载操作流程

1. 操作流程：
(1)卸载前工作人员落实手卫生，必要时带隔热清洁手套。
(2)灭菌结束后，拉出灭菌车架，放置于冷却区域。
(3)每批次应确认灭菌过程合格(包括物理监测、化学监测、生物监测)，双人核对结果并记录，资料归档。
(4)从灭菌器卸载取出的物品，待温度降至室温时方可移动，冷却时间应>30min。
(5)无菌包掉落地上或误放到不洁处应视为被污染或不合格包。
(6)卸载时检查有无湿包现象，发现湿包应详细观察湿包的装载及其他可能影响的因素，并做记录。不合格的灭菌包不得进入无菌物品存放区，应重新处理。
(7)灭菌后合格的物品分类存放。

2. 注意事项：
(1)卸载前，工作人员保持手的清洁和干燥，戴灭菌防烫手套，待灭菌物品温度降至室温或冷却时间大于30min后方可移动，避免冷凝水形成和过快取出灭菌物品导致湿包。
(2)卸载前检查批量监测包(化学PCD或生物PCD)包内、外化学指示物合格后，方可卸载。
(3)手卫生后取出灭菌包，检查灭菌包的完整性及干燥情况，化学指示胶带变色情况。如有破损、潮湿、胶带变色未达到标准要求或可疑时，应重新灭菌处理。
(4)灭菌包应放置在远离空调或冷空气入口的地方冷却，冷却过程中不可徒手触碰灭菌包，灭菌包安全冷却前不要放在冷台面上，以防产生冷凝水造成湿包。如不慎灭菌包掉地、误放置在不清洁处、沾有水渍等应视为被污染。
(5)合格的无菌包定位放置于无菌物品存放区的存放柜中或存放架上。
(6)清点记录每批次灭菌包的种类、数量，双人查对并保存物理监测、化学监测及生物监测结果。

3.5.5 无菌物品储存区操作流程

1. 操作流程：

(1)灭菌后物品应分类、分架存放在无菌物品存放区。一次性使用无菌物品应去除外包装后，进入无菌物品存放区。

(2)物品存放架或柜应距地面高度 20~25cm，离墙 5~10cm，距天花板 50cm。

(3)物品放置应固定位置，设置标识。接触无菌物品前应洗手或手消毒。

(4)消毒后直接使用的物品应干燥、包装后专架存放。

(5)无菌物品储存有效期：①环境温度、湿度达到 WS310.1 的规定时，使用普通棉布类材料包装的无菌物品有效期宜为 14d；未达到环境标准时，有效期宜为 7d。②医用一次性纸袋包装的无菌物品有效期宜为 30d；使用一次性医用皱纹纸、医用无纺布包装的无菌物品，有效期宜为 180d；使用一次性纸塑袋包装的无菌物品有效期为 180d。硬质容器包装的无菌物品有效期宜为 180d。

2. 注意事项：

(1)注意手卫生，接触无菌物品前应洗手或手消毒。

(2)保证足够的冷却时间，防止产生湿包。

(3)无菌包潮湿、包装破损、字迹不清、误放不洁处或掉落地面，应视为被污染，须重新处理和灭菌。

(4)发现灭菌质量问题及时反馈灭菌人员和相关负责人。

(5)手术器械、敷料包的搬运应使用器械转运车。

3.5.6　无菌物品发放操作流程

1. 操作流程：

（1）无菌物品发放时，应遵循先进先出的原则。

（2）发放时应确认无菌物品的有效性。植入物及植入性手术器械应在生物监测合格后，方可发放。

（3）发放记录应具有可追溯性，应记录一次性使用无菌物品的出库日期、名称、规格、数量、生产厂家、生产批号、灭菌日期、失效日期等。

（4）运送无菌物品的器具使用后，应清洁消毒处理，干燥存放。

2. 注意事项：

（1）发放时应确认无菌物品的灭菌质量和有效期。

（2）严格按照消毒隔离技术操作原则执行，凡发出的无菌物品，即使未使用过，一律不得返回无菌物品存放区。

（3）注意手卫生，取放无菌物品前后应洗手，禁戴首饰。

（4）禁止用推、拉、托的方式移动无菌包，造成包装破损，尤其防止一次性无菌包装材料的破损。

（5）每月初根据上月的一次性无菌物品使用情况，向耗材部申报采购计划，并分批入库。

（6）一次性物品储存：拆除外包装后分类存放，摆放符合要求。

（7）一次性医疗物品的发放与其他灭菌物品相同。

3.5.7　高压蒸汽灭菌 B-D 测试流程

每日灭菌员做好灭菌前准备后,依据卫生行业标准 WS310 的方法,在每天灭菌工作开始前进行 B-D 测试。

1. B-D 测试操作流程:

(1)选择测试所需灭菌周期,即 B-D 测试周期。如灭菌器有自带预热程序,则可直接运行程序。

(2)在空载的情况下,运行并完成灭菌周期。

(3)将 B-D 测试包放置于排气口上方(最难灭菌的地方),按照厂家提供的使用说明书进行灭菌循环。

(4)B-D 测试温度为 134℃、时间 3.5min,只有当灭菌器不能调 0.5min 数值时,才可以使用 4min。任何超过 4min 的 B-D 测试都是无效的。

2. B-D 测试结果判断:

B-D 测试纸均匀一致变色,说明 B-D 测试合格,灭菌器可以使用;B-D 测试纸变色不均匀为不合格。当 B-D 测试不合格时,要分析原因。

3.5.8 高压蒸汽灭菌 PCD 测试流程

高压蒸汽灭菌 PCD 可分为化学 PCD 和生物 PCD，本节以化学 PCD 为例介绍，化学 PCD 分为敷料类化学 PCD 和管腔类化学 PCD。

1. 使用范围和使用方法：通用于 121℃下排气压力蒸汽灭菌或 132℃ 预真空压力蒸汽灭菌器的负荷放行和灭菌质量批量监测。

2. 操作流程一（一次性使用敷料类 PCD）：

一次性使用敷料类 PCD，是由模拟多层棉的多层卡纸堆叠包装面成，内含有 1 张五类卡（爬行卡）。

（1）每次进行灭菌循环时，从保护性外包装袋中取出蒸汽灭菌化学测试包。

（2）将测试包有标签的一面朝上，平放在常规负载（不含植入物）的灭菌器排气口上方，且保证测试包不受其他物品挤压。

（3）按照灭菌器厂家提供的使用说明书进行灭菌循环。

（4）灭菌结束后取出测试包。检查测试包标签上的化学指示卡，灰色或黑色表示该测试包已暴露于饱和蒸汽灭菌循环中。

（5）待测试包冷却后，打开测试包取出蒸汽灭菌化学测试包内化学指示卡（爬行式）进行阅读。

①当压力蒸汽灭菌包内化学指示卡（爬行式）的染料条达到或通过 ACCEPT 区域时，表示整个灭菌负荷达到灭菌条件，可以放行。②当染料条未达到 ACCEPT 区，停在 EECT 区（灭菌失败）时，表示未达到灭菌条件，此负荷不能放行，视为灭菌失败，应按相关规范要求进行重新灭菌。③在压力蒸汽灭菌记录本指定区域记录并粘贴测试结果。

3. 操作流程二（管腔类 PCD）：

管腔类灭菌 PCD，由模拟一定长度的管腔器械的螺旋型细管，及含有夹持装置的螺口封头构成，其夹持装置，夹含 1 条二类化学测试条。

（1）每次灭菌循环时，将管腔类 PCD 装置放入灭菌器排气口上方。

（2）灭菌结束后取出该装置，从螺口内取出测试条，均匀变色，表示整个灭菌负荷达到灭菌条件，可以放行。当测试条未变色或变色不均匀时，表示未达到灭菌条件，不可发放，需查找原因，该批次灭菌物品应按照相关规范要求重新灭菌。

4. 注意事项：

(1)测试包标签上的化学指示卡颜色的变化不能证明达到灭菌效果，仅显示该测试包是否使用过。

(2)如果化学指示剂不变色，请检查灭菌程序和灭菌器保证灭菌循环的正常运作。

(3)如果压力蒸汽灭菌包内化学指示卡（爬行式）显示灭菌失败，应立即采取措施。务必使用新的测试包重新进行灭菌器负荷测试，并找到灭菌失败的原因。

(4)化学测试包为一次性，不得反复使用。

3.5.9 高压蒸汽灭菌生物测试流程

1. 操作前评估方法：

生物监测是通过标准化的菌株和符合要求的抗力来考察整个灭菌装载是否达到无菌保障水平的监测技术，是灭菌监测中最重要的监测方法。应每周最少监测1次，灭菌植入物应每批次进行生物监测，生物监测合格后，方可放行。

2. 操作步骤：

(1) 选择嗜热脂肪杆菌芽孢片制成标准生物测试包或生物PCD，或使用一次性标准生物测试包。对灭菌器的灭菌质量进行监测。

(2) 将一次性生物监测包置于灭菌器最难灭菌部位(排气口上方)，灭菌器应处于满载状态。

(3) 选择同批号指示剂作为对照，且对照管必须为阳性，灭菌完毕56℃±1℃培养，自含式生物指示物按产品说明书进行培养，观察培养结果。

(4) 阳性对照组培养阳性，试验组培养阴性，判定为灭菌合格。阳性对照组培养阳性，试验组培养阳性，则灭菌不合格。

(5) 对于紧急灭菌植入物，打开生物标准试验包先观察第5类化学指示物；第5类化学指示物合格可作为提前放行的标志；继续培养生物指示物，并将结果及时通知使用部门。

3. 操作注意事项：

(1) 必须选择有卫生许可批件的生物指示剂和生物测试包(生物PCD)，或选择合格的一次性测试包。

(2) 生物指示剂和制成的标准生物测试包的抗力必须符合《消毒技术规范》对生物指示剂的菌量和抗力要求。

(3) 自含式生物指示剂应参照使用说明进行操作，不需要进行阴性对照。

(4) 如果1d内进行多次生物监测或1d内有多台灭菌器进行生物监测，且生物指示剂为同一批号，则只设1次阳性对照即可。

(5) 任何生物指示剂呈阳性结果(有菌生长)时，并排除人为因素和生物指示剂原因，均应认为是灭菌失败。

4. 结果判定及处理。

普通生物指示剂可通过肉眼进行判读，如培养基变为黄色，则生物指示剂监测为阳性；3M快速生物监测指示剂在阅读器上直接显示阳性和阴性阅读结果。

3.5.10 高压蒸汽灭菌后物品发放判定流程

压力蒸汽灭菌质量监测合格后,物品方可发放,主要包括以下6个方面:

1. 物理监测:每批次灭菌必须监测灭菌过程参数(温度、压力、时间),并达到使用说明书规定的要求。

2. 化学监测:监测每一包外化学指示剂、包内化学指示卡,也可进行批量化学指示物监测。监测时,所放置的化学指示剂的性状或颜色均变至规定的条件,方能判断为灭菌合格;若其中任何之一未达到规定变化条件,则灭菌过程不合格,物品不得发放。

3. PCD:即灭菌过程挑战装置,是对灭菌过程有一定抵抗力的模拟装置,对灭菌物品进行批量监测以及管腔器械的灭菌质量监测。

4. 生物监测:每周1次,如果灭菌植入型器械时,必须每锅进行生物监测;采用新的包装材料、新的方法灭菌时,均应先用生物指示剂验证灭菌效果合格后方可使用。监测方法严格按《消毒技术规范》的相关规定执行。

5. 检查灭菌包质量:包装严密无破损、包外标签清晰完整正确、无菌物品在有效期内、灭菌化学指示胶带或纸塑包装化学指示色块变色合格。

6. 湿包检查:观察灭菌后的包,若有湿包发生不得发放使用。

3.5.11　低温环氧乙烷 PCD 测试流程

1. 使用范围：

环氧乙烷 PCD 主要有常规生物测试包和一次性生物测试包，制作之前，所有内容物需要置于室温 18~24℃，湿度≥35% 条件下，放置至少 2h。

2. 制作流程：

(1)将 1 支生物指示剂放入大小规格合适的注射器(20mL 注射器)，去掉针头，拔出针栓，将生物指示剂放入针筒内，带孔的塑料帽应该朝向针头处，再将注射器的针栓插回针筒(注意不要碰及生物指示物)。

(2)装载好生物指示剂的注射器和环氧乙烷包内卡，应置于清洁过经预处理的手术巾中(100% 全棉小毛巾两层包裹)。

(3)将以上物件装入 1 个大小合适的纸塑袋中，或棉布/无纺布中，模拟医院最常用的包装方式，放置灭菌器最难灭菌的位置。

(4)除手工打制外，还可以选择一次性生物测试包。

3.5.12 低温环氧乙烷生物测试流程

1. 适用范围：
环氧乙烷快速生物培养指示剂(PCD)，可监测环氧乙烷灭菌效果。
2. 操作流程：
(1)将环氧乙烷快速生物测试包放在灭菌器中灭菌剂最难达到的区域，通常是在负载的中心。
(2)合理装载。
(3)灭菌过程完毕，取出测试包。
(4)从标准包中取出环氧乙烷灭菌快速生物培养指示剂，检查标签上的化学指示剂，指示剂颜色从红褐色变成绿色表明指示剂已暴露于环氧乙烷灭菌处理过程，此颜色变化不能表明此处理过程足够达到灭菌的程度。若化学指示剂颜色未发生改变，请检查灭菌过程。
(5)可在生物指示剂标签上注明灭菌器号、装载号、灭菌日期。
(6)佩戴护目镜做好个人防护，向下按压生物指示剂的顶盖以合上盖子并压碎安瓿。目视检测培养液充分浸润底部菌片。将活化后的"生物指示剂"放入自动阅读器中。具体操作请查阅操作手册以了解设备的操作方法。
(7)每次培养须至少同时培养一个同批号未经环氧乙烷灭菌处理的生物指示剂(阳性对照)，具体操作参见步骤6。
(8)结果判读：阳性对照组培养阳性，阴性对照组培养阴性，试验组培养阴性，判定为灭菌合格，若灭菌不合格，应及时分析原因并重新处理。
(9)丢弃阳性生物指示剂前进行灭菌处理，达到无害化处理后方可按医疗废物处理。
3. 注意事项：
(1)在灭菌开始前，不要打开测试包。
(2)不要用该测试包监测压力蒸汽灭菌过程以及干热、化学气体或其他低温灭菌过程。
(3)只有对照管为阳性，其生物监测结果才算有效。
(4)储存于15~30℃，相对湿度为35%~60%，避免靠近灭菌器和化学消毒剂。

3.5.13　低温环氧乙烷灭菌后物品发放判定流程

1. 判定方法：
环氧乙烷灭菌后物品发放主要由以下几方面质量监测合格后方可发放。
2. 判定项目：
（1）物理监测法：每次灭菌应监测并记录灭菌时的温度、压力、时间和相对湿度等灭菌参数。灭菌参数应符合灭菌器的使用说明或操作手册的要求。
（2）化学监测法：每个灭菌物品包外应使用包外化学指示物，作为灭菌过程的标志，每包内最难灭菌位置放置包内化学指示物，通过观察其颜色变化，判定其是否达到灭菌合格要求。
（3）生物监测法：每灭菌批次应进行生物监测，监测方法遵循 WS310.3—2016 附录 C 的要求。
（4）检查灭菌包质量：包装严密无破损、包外标签清晰完整正确、无菌物品在有效期内、灭菌化学指示胶带或纸塑包装化学指示色块变色合格。

3.5.14 过氧化氢等离子灭菌器 STERRAD cYCLESURE 24 生物指示剂监测流程

1. 定期监测：

①监测频率：应每天监测1次。消毒员于每天第一锅进行常规监测。②负责监测的消毒员及时记录监测结果，监测阳性时，应及时处理分析原因并上报。③每次监测结果由双人复核生物监测结果和填表记录并签字，质控组长定期进行检查，并对存在的问题进行整改。

2. 不定期监测：

当发生下列情况时应进行生物监测：新安装，移位、大修、灭菌失败，包装材料或被灭菌物品改变，应对灭菌效果进行重新评价，包括采用物理监测法，化学监测法和生物监测法进行监测（重复3次），监测合格后，灭菌器方可使用。

3. 监测操作流程：

①将生物指示剂和包内化学指示卡放入特卫强包装袋内，封口。按厂家提供的使用说明书规范放置，合理装载。②1个灭菌周期结束后，查看化学指示卡及塑封包装指示条的变色是否符合灭菌要求，取出生物指示剂，按压顶盖密封后，捏碎内胆，放入低温快速生物培养阅读器内进行监测。③设阳性对照，要求对照组和试验组生物指示剂同一批次。如果1d内进行多次生物监测，且生物指示剂为同一批号，则只设1次阳性对照即可。④将化学指示卡粘贴于低温灭菌记录单的相应位置。⑤按照快速生物培养阅读器操作流程进行培养，观察培养结果。⑥结果判定：阳性对照组培养阳性，阴性对照组培养阴性，判定为灭菌合格。⑦将培养管生物变色指示条及顶盖上的灭菌变色圆形标记一同贴于生物监测记录表上。⑧监测结果按生物监测记录表所列项目完整填写并签字。

4. 注意事项：

①在激活指示剂时，请戴好护目镜和手套。②在压碎和轻弹时，请用专用挤碎工具处理指示剂。③存放及效期：指示剂于15~30℃保存，相对湿度小于50%，远离灭菌剂及其他化学物质，有效期16个月。

3.5.15 过氧化氢低温等离子灭菌后物品发放判定流程

判定方法：过氧化氢低温等离子灭菌后物品发放主要由以下 4 方面质量监测合格后方可发放。

1. 物理监测法：每次灭菌应连续监测并记录每个灭菌周期的临界参数，如舱内压、温度、等离子体电源输出功率和灭菌时间等灭菌参数。灭菌参数应符合灭菌器的使用说明或操作手册的要求。

2. 化学监测法：每个灭菌物品包外应使用包外化学指示物，作为灭菌过程的标志；每包内最难灭菌位置应放置包内化学指示物，通过观察其颜色变化，判定其是否达到灭菌合格要求。

3. 生物监测法：每天使用时应至少进行 1 次灭菌循环的生物监测，监测方法遵循 WS310.3—2016 附录 D 的要求。

4. 检查灭菌包质量：包装严密无破损、包外标签清晰完整正确、无菌物品在有效期内、灭菌化学指示胶带或纸塑包装化学指示色块变色合格。

3.5.16　低温甲醛蒸汽灭菌后物品发放判定流程

判定方法：低温甲醛蒸汽灭菌后物品发放主要由以下 4 方面质量监测合格后方可发放。

1. 物理监测法：每灭菌批次应进行物理监测。详细记录灭菌过程的参数，包括灭菌温度、相对湿度、压力与时间。灭菌参数应符合灭菌器的使用说明或操作手册的要求。

2. 化学监测法：每个灭菌物品包外应使用包外化学指示物，作为灭菌过程的标志；每包内最难灭菌位置应放置包内化学指示物，通过观察其颜色变化，判定其是否达到灭菌合格要求。

3. 生物监测法：应每周监测 1 次，监测方法遵循 WS310.3—2016 的要求。

4. 检查灭菌包质量：包装严密无破损、包外标签清晰完整正确、无菌物品在有效期内、灭菌化学指示胶带或纸塑包装化学指示色块变色合格。

3.5.17　加急器械处置流程

1. 接到加急器械或物品处理的需求,消毒供应中心启动加急器械处理应急流程。
2. 回收人员及时进行集中回收。
3. 消毒供应中心去污区工作人员优先按照器械处置规范要求,选择手工清洗处理加急器械。
4. 去污区工作人员在加急器械内放置急需处理的标识牌并口头交接检查包装人员。
5. 检查包装间接到加急器械处理时,告知消毒员预留灭菌设备处置加急器械,并进行加急器械的检查包装,同时包外放置"加急"标识。
6. 消毒员选择适宜的灭菌方法及灭菌器械。
7. 灭菌物品卸载并冷却后,消毒员通知无菌物品发放人员及时发放。
8. 无菌物品发放人员认真核对,及时下送加急器械供临床科室使用。
9. 加急器械在消毒供应中心处置时间为3h内完成。

3.5.18 特锐多功能快速生物阅读器操作流程

1. 快速生物阅读器用途：

自动阅读器适用于对医疗设备中执行的压力蒸汽灭菌效果，监测快速生物指示剂中嗜热脂肪杆菌芽孢存活与否的快速检测，需配合推荐的指示剂使用。一种用于检测环氧乙烷（BT1101）、过氧化氢（BT95）、甲醛（BT1021）、蒸汽（BT220、BT221、BT222 和 BT223）灭菌过程的生物指示剂和快速自动培养和读取结果的记录系统。

2. 适用范围：

用于配合58℃（根据指示剂的不同需求，该温度可调节）恒温培养指示剂，在60min 内通过判读指示剂的荧光变化，自动得到终阴性/阳性培养结果。自动阅读器设计中兼顾了可视 PH 颜色判读的应用需求，允许使用自动阅读器对指示剂在58℃恒温连续培养 24～48h，通过目测判读 pH 颜色变化，判定终阴性/阳性培养结果。适用于 1h 过氧化氢低温等离子/环氧乙烷/高温高压蒸汽灭菌体生物指示剂培养结果的判定。

3. 操作流程：

①连接合适的接地交流电源，启动机器预热。②戴好防护眼镜，待生物指示剂冷却后按压指示剂，以关闭生物指示剂帽。③在压碎孔挤破含培养基的玻璃安瓿。④捏住生物指示剂帽端，在桌面上轻敲小瓶底部，使培养基湿润在小瓶底部的芽孢菌片。⑤将生物指示剂放进合适的培养阅读孔中。⑥关闭自动阅读器孔盖，等待绿色或红色指示灯亮来显示结果。一旦发现结果(+)会立即显示。

4. 结果显示：

自动读取器持续的时间达到后，自动读取结果，自动显示培养结果，相对应每个位置开灯，红灯表示灭菌过程失败（阳性），这种情况下声音警报将被激活。绿灯表示有效的灭菌过程（阴性）。

5. 注意事项：

①应参照生物培养仪使用说明书或指导手册进行操作。②阅读器需预热30min。同时应做好防护。③在培养过程中不要随意拿出培养试剂，以免造成数据丢失或结果不准确。④一旦生物指示剂放置进入阅读孔后不要移动或者变换地方，否则会导致结果丢失或者测试失败。

3.5.19　3M 过氧化氢等离子灭菌快速生物阅读器操作流程

1. 快速生物阅读器范围：

根据灭菌方式的不同，3M 快速生物阅读器 490/490H 型快速生物阅读器，用于高温灭菌器和过氧化氢等离子灭菌器，采用嗜热脂肪肝菌芽孢，通过专门的荧光探测器检查其特殊酶的活力，快速判断灭菌结果。

2. 操作流程：

（1）开机后，设备预热 30min。

（2）在佩戴手套和安全镜的情况下，取出灭菌器内制作的测试包（将生物指示剂和包内化学指示卡放入特卫强包装袋内，封口）。

（3）将生物指示剂放入破碎器凹槽中，压碎玻璃瓶（含有培养基）。

（4）取出生物指示剂，充分震荡指示管身，使培养液流入底部芽孢生长室，请勿在设备上轻敲瓶子。

（5）确认培养液流入底部的生长室，将芽孢载体完全覆盖，将激活快速生物指示剂放入培养/阅读器孔中。

3. 注意事项：

（1）一旦生物指示剂放入 1 个阅读孔后不要随意移动，否则会导致结果丢失或测试失败。

（2）过氧化氢灭菌结束后请在 1h 以内激活并培养 1295 生物指示剂。

（3）生物指示剂激活时建议佩戴手套。

（4）1492 生物指示剂在灭菌后应冷却 10min 后再进行激活。

3.5.20 新华低温蒸汽甲醛灭菌生物阅读器操作流程

1. 快速生物阅读器范围：

SHINVA新华医疗快速生物阅读器KS-0301，用于低温蒸汽甲醛灭菌3h快速生物指示剂的培养、效果监测。配合3h快速生物指示剂可3h显示结果；内置存储，可存储10000次培养结果，彩色触摸屏幕显示更清晰，操作更方便；可选配外置打印机打印结果。用于测定低温蒸汽甲醛灭菌器对细菌芽孢的杀灭能力，以验证其灭菌性能是否符合原设计规定及低温蒸汽甲醛灭菌效果的生物监测。

2. 操作流程：

(1) 开机前准备：确保环境温湿度符合产品要求且电源适配器为原装产品。

(2) 初始化：接通电源后，预热20~30min后开始使用。

(3) 阅读器设置：按下"设置"键即可进入设置界面，进行时间、亮度等参数设定。

(4) 追溯信息录入及查询：按下培养孔对应的数字键，即可进行追溯信息录入；点击右侧查询键，即可查询前10000次培养结果。

(5) 戴好防护眼镜，待生物指示剂冷却后按压指示剂，以关闭生物指示剂帽。

(6) 在压碎孔挤破含培养基的玻璃安瓿。

(7) 捏住生物指示剂帽端，在桌面上轻敲小瓶底部，使培养基湿润在小瓶底部的芽孢菌片。

(8) 将生物指示剂放进合适的培养阅读孔中。

3. 结果判定：

表示正在检测、表示阳性结果(+)和表示阴性结果(-)，持续的时间达到后，自动读取结果。

4. 注意事项：

(1) 应参照生物培养仪使用说明书或指导手册进行操作。

(2) 应戴好防护眼镜和手套做好防护。

(3) 在培养过程中不要随意拿出培养试剂，以免造成数据丢失或结果不准确。

(4) 一旦生物指示剂放置进入阅读孔后不要移动或者变换地方，否则会导致结果丢失或者测试失败。

3.5.21　氧站管理员操作流程

1. 氧气站工作人员工作职责：①负责全院的氧气供应与设备设施维护工作，确保氧气安全运行，保证安全及时的氧气供应。②负责液氧站的安全运行与液氧充装工作，严格遵守岗位责任制和安全操作规程。③负责瓶氧站的安全运行与装氧的充装工作，严格遵守岗位责任制和安全操作规程。④掌握本班的设备性能技术参数，负责设备维护、保养。⑤负责协助检验部门做好液氧槽罐定检和安全附件的校验工作。⑥负责与液氧供应与瓶氧供应厂家的沟通联系，确保医用氧气达到医疗卫生许可，确保氧气的及时供应。⑦负责医用氧的应急保障工作，确保在应急情况下的氧气供应安全，确保应急保障设备的可靠运行。⑧负责设备机房的安全生产与工具管理。

2. 操作流程：①操作人员有必要知道系统的结构原理，方可上岗作业。②连接氧气瓶时应将气桥接头对正瓶接嘴，并注意坚持气瓶桥的环形状，不应任意扭曲情曲解弯折。③氧气瓶接通后应缓慢地逐个打开汇流控制开关。并根据汇流排组别查询相应输入压力表的指示。④汇流后的氧气进入中心控制台，并根据汇流排组别，调整相应一级减压器，顺时针方向调整手柄，并根据输出压力表的指示调至所需压力，一般为 $0.8±0.1MPa$。⑤缓慢地翻开一级减压输出开关，气体将通过管道输送到用氧病房。⑥压力报警器在使用时，先调定电接点上下限极点方位，一般上限为 $1.2MPa$，下限为 $0.6MPa$，然后接通电源，打开电源开关即能正常作业。在上下限触头分别触发中心指针，即能发出声光报警信号。⑦二级减压设备设在各病区内，通过调整二级减压器，可实现本病区供氧，一般调整压力为 $0.35\sim0.5MPa$（已由工厂安装时调定）。

3. 注意事项：①全部阀门在关闭时不要用力过猛，打开时应逆时针旋至最大。②控制台的排气阀门是作为系统检修时打扫管道内气体之用，一般情况下次开关无须打开。③减压器在一次调定之后，只要输出压力在容许范围内不应频繁调整，只需控制输出开关即可。④加强病区二级减压设备的管理，防止无关人员乱动。平时经常查询输入输出压力表指示，不可完全依赖压力报警。

第4部分

消毒供应科设备操作规程

4.1　纯水设备操作规程

1. 每天检查储水罐的储水量。
2. 观察显示屏上的压力，正常情况下应为"0"（显示屏上的压力代表膜前、膜后压力，膜前、膜后压力应一致）。
3. 每天（必须检查）校正3个树脂罐上机头的时间（是否与北京时间相吻合，假如不吻合，依次将3个树脂罐上机头的时间调整至北京时间）。具体方法是：首先要依次按下机头上的红色按钮，在不松动机头上的红色按钮的同时，转动黑色的齿轮盘，直到黑色的齿轮盘的时间显示为当前的北京时间即可。
4. 检查制水机的运转过程是否正常，假如异常要查明原因，如果水压低导致制水机报警，按下报警显示，同时要观察原水表的压力，当4kg>原水表的压力>2kg时启动自动运行按钮，进入制水状态，此时可以听到流水的声音，如没有听到流水的声音，再次启动自动运行按钮。
5. 观察与应急处理：

   （1）观察纯水流量及原水流量，当纯水流量>原水流量时就要关闭原水调节阀并及时通知厂家。

   （2）观察正常膜前压力表<2MPa，如膜前压力表>2MPa，要及时通知厂家。

   （3）在制水过程中，膜后压力表>1.8MPa或电导率>15μs/cm时，应及时通知厂家。

   （4）设备停电或制造纯水的元件损坏，可以关闭纯水的阀门，打开软化水阀门，保证设备的运行。
6. 日常维护：

   （1）及时添加置换剂。

   （2）每天保持制水机的清洁。

   （3）每年更换过滤滤芯1次。
7. 定期维护：根据使用说明书及时更换树脂，以保证纯水质量。

4.2 空气净化消毒机操作规程

1. 连接电源，打开 电源 按钮。

2. 空气净化消毒机进行消毒的介质是：静电、负离子。按下 静电 ，并开启 负离子 ，定时为 1 小时 。

3. 在空气净化消毒机或遥控器上按钮 ON 。

4. 注意事项：

(1) 清洁保养时先拔下电源插头。

(2) 清洁时宜用温水或中性洗涤剂，不能使用汽油、苯和其他化学试剂。

(3) 清洗时不能使电器受潮，以免引起事故。

(4) 通风窗卸下后，用清水清洗。

(5) 电场装置、吸附介质过滤器由厂家负责维修。

4.3　超声波清洗机操作规程

1. 超声波清洗槽班前准备：

(1) 开启超声波清洗槽面板上的 电源 开关。

(2) 打开水龙头，给超声波清洗槽进入 50L 水，关闭水龙头，手动关闭超声波清洗槽盖。

(3) 将多酶清洗剂根据配制比例，倒入超声波清洗槽内。

(4) 将需要超声波清洗的器械放入清洗篮筐内。

(5) 将清洗篮筐放入超声波清洗槽液面下，管腔内注满水。

2. 超声波清洗槽参数的设置：

(1) 按下显示屏上的 设置 按钮，选择需要设置，配合调节面板上的加、减按键，可以设定相应的时间和温度内容。

(2) 一般超声波清洗的水温在≤45℃。

(3) 超声波清洗的时间宜为 3~5min，可根据器械污染情况适当延长清洗时间，不宜超过 10min。

3. 超声波的运行操作：

(1) 手动关闭超声波清洗槽盖，按 启动 按钮，机器加温、超声程序运行。

(2) 清洗完毕听到蜂鸣声后，按 复位 键退出程序。

4. 班后维护：将槽内水排空，做好清洁消毒工作；防止加热管干烧。

4.4 煮沸消毒槽操作规程

1. 班前准备：

(1) 开启面板上的 电源 开关。按 OK 键进水。

(2) 用脚触式开关升起槽盖将清洗筐放入清洗槽，脚触关闭。

2. 参数设置：

按 设置 键进入界面，设置消毒温度90℃，然后设置消毒时间1min，长按设置键退出设置界面。

3. 程序运行：

按 启动 键进行程序运行，听到蜂鸣声后按复位键，升高槽盖取出物品。

4. 班后维护：

要将煮沸消毒槽内的水排空后进行清洁消毒处理。

4.5 高温干燥柜操作规程

1. 程序的选择及运行参数的设定：打开 电源，按 设定 按钮，通过 ▼ ▲ 选择干燥程序，确认参数正确，放入相应器械，按 启动，结束时听到报警声后，工作完成后按 电源 键关闭。

2. 设备的维护：

（1）保持设备的清洁，使用没有摩擦性的清洁用具，以与设备表面纹理方向一致的动作擦洗，必要时按清洁、消毒处理。

（2）及时倾倒及清洗干燥柜最底层的储水盘。

3. 注意事项：

（1）设备运行中，禁止手动开门。

（2）取出器械时注意防烫操作。

4.6 蒸汽发生器操作规程

1. 开 运行 开关（右旋）。
2. 开 加热 开关（右旋）；如水位过低， 低水位 灯快速闪亮1s，设备开始进水。
3. 按 启动 键， 加热 灯亮，设备则开始加热。
4. 注意事项：

(1) 加热器过热 键、 低水位 键、 超负荷 键，3个灯正常情况下不亮。

(2) 设备运行中注意观察水位。

(3) 工作结束，先关 加热 开关（左旋），再关 运行 开关（左旋）。

(4) 急停 键禁止使用。

(5) 每15d排污水1次；打开红色阀门。

(6) 设备每日处于待机状态。

4.7 空气压缩机操作规程

1. 连接设备电源。
2. 打开球阀开关与管道垂直。
3. 开关上的旋钮拧拨到 AUTO 开的位置,让机器自动运行。
4. 压力到 0.4kPa 时,打开球阀开关与管道平行。
5. 工作结束后,把压力开关上的旋钮拧拨到 OFF 关的位置,关电源。
6. 注意事项:

(1) 如发现在使用前、使用中机器出现损坏或故障,禁止使用机器,及时报修。

(2) 压缩机运行时某些部位会发热,注意烫伤。

(3) 每周打开下排水阀把水分从储气罐中排出。

(4) 新机器应无负荷(将调压阀和球阀完全打开)运行至少 5min。

(5) 机器在运行中,如遇电源突然中断,再次使用时应先将压力开关关闭,并将储气罐内的压缩空气排尽,然后再打开压力开关运行机器。

4.8 封口机操作规程(Hawo)

1. 连接电源。

2. 打开机器 开关 ，屏幕出现 UDRZBA 字幕时按 确认 键，开始升温。

3. 温度到达设定温度180℃时，屏幕开始滚动，按 确认 键2次，进行封口机的测试。

4. 测试合格后，进行参数的设定，包装日期及失效日期为自动生成，可调节批号、人员代码。按下 批号 键后，使用 ∧ ∨ 调整数字，同法调整人员代码，调整完成后按 确认 键(特卫强包装材料塑封温度应设置120℃)。

5. 进行封包处理，从左侧放入纸塑袋，务必使用打印的一面(纸面)朝下，在塑封袋的纸面上出现当前的打印日期、失效日期、批号、人员代码等。

6. 塑封后检查封包效果和信息。

7. 封包结束后，关闭电源，关闭后设置的参数保留，日期和时间自动更新。

8. 注意事项：

(1)可密封的袋子和软管只能被填充3/4。

(2)不可密封的材料：聚乙烯薄膜、PVC软膜、PVC硬膜、聚酰胺薄膜、聚丙烯薄膜。

(3)密封质量标准：密封完整的覆盖整个密封边；没有形成皱褶、无孔眼及外漏的密封边；未出现分层或材料断裂；使用时注意纸塑袋的平整性防止异物进入袋中。

(4)使用完成后关闭电源或拔下插头，保持设备与台面整洁干净。

(5)清洁前：关闭电源。只能使用干燥或雾气潮湿的软布与温和的清洁剂清洗设备，切勿使设备进水。注意：禁止湿洗设备！

(6)请勿将任何尖锐或不平整的物体放入输入口中，可能会导致设备或工具受损。

(7)请勿将任何物体放入设备的通风槽中，易遭受电击或导致设备损坏。

4.9　封口机操作规程(红柚)

1. 打开 电源 开关。
2. 打开 热封 键。
3. 设定温度200℃(特卫强包装材料塑封温度应设置130℃)。
4. 温控上升至200℃时,测试合格后可以使用。
5. 调整塑封机传送带运转的 速度 适宜。
6. 结束时,先关 热封 键,打开 风机 键散热。再关机。
7. 注意事项:

(1) 急停旋钮 在运转出现问题时紧急制动。
(2)传送带、压封带有磨损时,及时更换。
(3)机器运行中产热,操作过程中注意防烫。

4.10 高温快速生物阅读器操作规程

1. 使用时连接电源，预热 30min。
2. 显示 C1，C1 消失后可正常使用。
3. 取出已灭菌生物试剂，在常温下冷却约 10min，并在试管上注明锅号、锅次；阳性对照管注明"+"标识。戴手套垂直挤压生物指示帽，在压碎孔挤破含培养基的玻璃安瓿，捏住生物指示剂帽端，在桌面上轻敲小瓶底部，混匀试剂。
4. 取生物指示剂 1 支作为阳性对照管，戴手套垂直挤压生物指示剂帽，在压碎孔挤破含培养基的玻璃安瓿，捏住生物指示剂帽端，在桌面上轻敲小瓶底部，混匀试剂。
5. 将阳性对照管和已灭菌试管同时放入培养箱内，将灭菌管生物试剂放入左边"灭菌管"侧，将阳性对照管生物试剂放入右边"阳性对照管"侧。
6. 3h 后显示灯亮，"+"为阳性，"-"为阴性，分别取出生物试剂撕下指示胶带，粘贴在生物监测报告单保存，如当天有多个需培养的快速生物指示剂，且为同批次、同日期生产，则阳性对照以第一次阳性结果为对照。

4.11 蒸汽清洗机操作规程

1. 连接电源。

2. 漏斗注水：①控制面板旋钮旋至 OFF 挡。②按压并逆时针旋转注水开关旋钮盖。③插入漏斗注水（最大注水量 4.7L）。④盖上注水开关旋钮盖。（注意：请勿在压力大于 0bar 时开盖）

3. 使用蒸汽：①控制面板旋钮旋至 STANDBY 挡。② READY 绿色指示灯亮（压力达到 0.8MPa）。③控制面板旋钮至 ON 挡。④按下 蒸汽 按键释放蒸汽。

4. 工作间隙：控制面板旋钮至 STAND BY 挡。

5. 间隙补水：①液面达到最低液面后，安全温控开关激活，蒸汽清洗机报警。②重新补水。③手动关闭安全温度开关。

6. 维修保养（除垢）：①前提：必须保证设备彻底冷却后开始除垢，设备内部必须注水达到最高液位。②用扳手逆时针方向拧松排水阀螺帽。③连接塑料管至排水阀。④开启蒸汽清洗机，使设备加热。⑤当压力达到 0.3Mpa 时，控制面板旋钮至 OFF 挡。⑥将塑料管另一端放入水池。⑦缓慢打开排水阀，设备内水垢混合物将由排水阀流出。⑧继续用 5~10L 水冲洗设备内部。⑨排放完成后关闭排水阀，取下维护用塑料管。⑩重新用扳手顺时针拧紧排水阀螺帽。

4.12 高压水枪、气枪操作规程

1. 检查水源、电源、空压机是否在备用状态。
2. 根据清洗(干燥)的器械选择适当的喷头，关闭管路阀门，将喷头紧紧地旋入冲洗枪的喷嘴里，喷枪使用时将管路阀门关闭。
3. 维护保养：在每次使用后，要清洗枪体、喷头、管道，并用干净的软布或海绵擦干，并将枪体悬挂备用。
4. 定期对枪体、喷头、管道进行清洁消毒。
5. 注意事项：
(1)冲洗枪在使用时有一定的压力，所以不能对人体喷射操作。
(2)水枪应在水面下使用，气枪在防水罩中使用。
(3)喷枪在通水作业时，喷头喷射方向应远离电源、电器设备。
(4)配件损坏及时更换，保证使用效果。

4.13 高压蒸汽灭菌器操作规程(新华)

1. 灭菌前准备:

(1)检查压力表处于 ⓪ 的位置,记录打印装置处于备用状态,柜门密封圈平整无损坏,柜门安全锁扣灵活、安全有效,排水口通畅,柜内壁整洁,电源、水源、蒸汽、压缩空气等运行条件符合设备要求,打开设备总电源开关(动力开关)。

(2)打开排水阀,排放蒸汽管道内的冷凝水,打开与灭菌器连接的蒸汽源及水源开关,检查蒸汽源压力是否达到 0.3~0.5MPa,水源压力是否达到 0.15~0.3MPa 规定值。

(3)打开空气压缩机电源,关闭空压机(红色阀门与管道垂直),待压力达到 0.4~0.7MPa 后,打开空压机(红色阀门与管道平行)。

(4)打开设备控制电源,将灭菌器红色按钮按下,对设备进行预热,夹层压力达到 0.21~0.22MPa 时,程序开始运行。

(5)在 B-D 试验上注明消毒员姓名、日期等标记,放入灭菌器内运行 B-D 试验程序,监测设备有无渗漏。

(6)整理待灭菌物品,规范装载。

2. 灭菌操作:

1)B-D 测试操作程序:

(1)放入 B-D 测试包,关闭灭菌器前门,按 开始 键进入 门 操作程序,按 前门操作 键后,按 关前门 键,前门自动关闭。待前门关闭后,按 ← 返回主菜单。

(2)按 程序运行 键,再按 BD 键。开始 B-D 测试。

(3)程序运行:脉动→升温→灭菌→排气→干燥→结束。

(4)想了解设备运行情况,按右下角黄色图标键查看,按 流程 键返回。

(5)进入结束程序时,机器报警,按右下角键进入后按 复位 键,按 确定 键退出程序。

(6)按 前门操作 键,再按 开前门 键,前门打开,取出B-D测试包,查看测试结果。

2)敷料、器械包灭菌操作程序:

(1)确认B-D试验合格后,将消毒物品(车)推入灭菌室内。

(2)按 前门操作 键后,按 关前门 键,前门自动关闭。根据被灭菌物品选择灭菌程序。检查灭菌参数是否正确,启动运行程序。其余操作同B-D测试,结束报警退出程序后,从冷却间按 开门 键,打开灭菌器后门,取出灭菌物品。按 关门 键关闭机器后门。

(3)灭菌过程中,操作人员不得远离设备,应密切观察设备的运行状况,如有异常,应及时处理,防止意外事故的发生。

(4)做好灭菌效果的监测(物理、化学、生物),记录存档。

(5)灭菌器的门平时必须保持闭合状态,防止锅门下沉。

3. 班后工作:

(1)切断设备控制电源、动力电源。

(2)关闭蒸汽源、供水阀门。

(3)压缩空气阀门处于开放状态,排掉余压,可延长压缩机使用寿命。

4. 注意事项:

(1)已灭菌的物品不得与未灭菌物品混放。

(2)每日对灭菌器柜室内外、每周对柜门密封圈进行清洁保养。每月对压力蒸汽灭菌器进行检查及保养;每半年对压力表进行校验;每年对安全阀进行检测;定期对压力蒸汽灭菌器的效能进行检测。

(3)灭菌前按要求做好准备工作。遵循产品说明书对灭菌器进行预热;大型预真空压力蒸汽灭菌器应在每日开始灭菌运行前空载进行B-D试验。每周对设备进行生物监测。

(4)每日工作完毕,灭菌器内外及其操作间应保持清洁,将灭菌室污物清洗干净,每周1次小保养,每月1次大保养,疏水阀3个月清理1次,进汽与进水管路上的过滤器半年清理1次,以防杂质堵塞。

4.14 环氧乙烷灭菌器操作规程

1. 班前准备：
(1)打开与灭菌器连接的电源开关。
(2)打开设备控制电源及灭菌器开关 $\boxed{ON}$，用棉布加中性清洗剂清洁灭菌器体腔。
(3)对设备进行预热，选择预热温度。
(4)给灭菌器加纯净水至灯亮。
(5)检查打印纸。
(6)整理待灭菌物品，规范装载于篮筐。

2. 灭菌操作：
(1)将环氧乙烷气罐放入灭菌器内的气罐卡槽。
(2)将消毒物品推入灭菌室内。
(3)放置环氧乙烷 PCD 和生物监测包于下层中心位置。
(4)关门，根据被灭菌物品的性状选择适宜的温度，检查灭菌参数正确，启动报表打印或者曲线打印运行程序。
(5)灭菌过程中，操作人员应观察设备的运行状况，如有异常，应及时处理，防止意外发生。
(6)灭菌结束后，待灭菌腔体压力达到 950~1000kPa 后，方可打开门取出物品。

3. 班后工作：
(1)开门，取出使用过的环氧乙烷气罐并妥善处理。使用棉布配合中性清洗剂擦拭灭菌室内壁上的污物，保持灭菌室内壁的清洁。
(2)关门，关闭灭菌器设备电源开关及总电源。
(3)做好灭菌效果的监测，记录存档。

4. 注意事项：
(1)环氧乙烷气罐远离火源，温度低于40℃，但不能将其放入冰箱内。

环氧乙烷存放于安全储存柜。

（2）环氧乙烷气罐必须在有效期内使用。

（3）食品和药物禁用。致密粉状物灭菌效果难以保证。

（4）关门时，不要再对灭菌室内的物品进行操作，以免对人身安全造成危害。

（5）在抽空阶段、保压阶段和加湿阶段可以退出程序，进入灭菌阶段时程序不可退出。无特殊原因不要进行程序退出操作。

（6）每次灭菌完成后，进行清洁保养。使用棉布加中性清洗剂擦拭室内壁，用后按照医疗废弃物处置。

（7）空气压缩机排水每周 1 次。加注的水应为纯净水。

（8）灭菌物品应规范装载，包装袋竖立放置，包与包之间留有空隙，四周不要贴于器壁和门板。

（9）已灭菌的物品不得与未灭菌物品混放。

（10）包装材料有：纸塑包装袋、塑料包装材料、无纺布、布类。禁用以下包装材料：尼龙薄膜、聚酯薄膜、铝箔、金属或玻璃罐、玻璃纸。

4.15　过氧化氢低温等离子灭菌器操作规程

检查设备屏幕上显示：
1. 显示 Insert New Cassette，请插入新卡匣。
2. 显示 Ready to Use，设备处于备用状态，可以正常使用。

装载物品：
1. 按 开门 键，每天第一循环进行生物测试(生物试剂放在灭菌舱内灭菌剂最难达到位置，为舱内下层最里面位置)。
2. 按照装载要求装载灭菌物品，装载原则：①物品装载不碰舱门、舱底，不碰壁。②物品不可叠放，应平放或呈瓦片状摆放。③无最小装载限制，最大装载量宜≤80%。
3. 检查装载无误后按 关门 键。

开始灭菌循环：按 开始 键启动程序，灭菌器开始灭菌循环，显示屏会显示灭菌时间，为倒计时。

灭菌循环完成：
1. 阅读显示屏和打印纸循环参数，确认打印单和显示屏显示：Process Complete。
2. 按 开门 键开门，取出灭菌物品。
3. 检查灭菌物品包外化学指示条和包内化学指示卡变色合格(玫红色变为黄色或淡黄色)。
4. 第一锅生物监测，按要求将生物试剂下压至固定，夹碎内胆，置入恒温培养观察24h，在生物记录本记录开始培养时间。

灭菌记录：
1. 物理监测：物理监测合格后需粘贴在灭菌循环记录本上，同时记录灭菌物品种类、数量(物理监测不合格需要写明灭菌失败原因)。
2. 化学监测：检查化学指示卡片变色合格，并将记录用变色合格卡片粘贴在灭菌循环记录本上。
3. 生物监测：从生物指示剂灭菌培养开始，24h后读取生物监测结果并将标签粘贴在生物监测记录本上。

4.16 过氧化氢低温灭菌操作规程

1. 请将灭菌器保持开机状态，如需要关机超过 24h 以上，与设备厂商售后服务 ASP 部门服务人员联络咨询；有关设备的维修只允许由接受过设备厂商售后服务 STERRAD © 100S 灭菌器专业培训的工程师来执行。

2. 专用 H_2O_2 卡匣内含高浓度的 H_2O_2，在使用卡匣前请检查卡匣包装外的化学指示条，如果指示条呈现红色表示卡匣损坏（正常状态为黄色），切勿再打开使用卡匣，请与设备厂商售后服务人员联络。使用过的卡匣请按照医院规定丢弃，卡匣可能含有残留的过氧化氢，如不慎与过氧化氢接触，请即刻以大量清水清洗，如症状未立即消失请尽快就医治疗。

3. 使用设备前请详细阅读设备操作手册，切勿尝试灭菌与本设备不兼容的材质及物品，如布类、纸类、粉剂类、液体类等；请使用与 STERRAD 系统兼容的器械盒、外包布、灭菌袋等并使用 STERRAD ©灭菌系统专用生物监测试剂 CYCLESURE24 进行设备的生物监测。

4. 所有设备在使用 STERRAD ©灭菌设备前请参照器械生产商的处理指南和灭菌意见；并必须经过正确规范的清洗、干燥、包装操作流程。

5. 请根据 STERRAD ©灭菌器的操作指南和灭菌物品的管腔进行灭菌，每次循环装载量建议以小于设备容积的 80% 为宜，放置物品时勿叠加物品，勿触碰灭菌仓的电极板、底壁和前门，以确保循环的顺利完成。

6. 每次灭菌循环结束后请检查打印纸信息、循环参数和化学指示卡变色情况，确认"PROCESS　COMPLETE"循环完成；如有因各种原因导致设备发生循环取消，该循环的物品禁止使用，必须重新进行灭菌处理。

7. 请按医院要求进行灭菌信息的登记和保存。

4.17 绝缘检测仪操作规程

1. 分别将正负极连接头相对应地插入主机背后的正负极端口。（正极：检测手柄；负极：鳄鱼夹连接端。）
2. 开启主机背后的电源开关。
3. 触摸主机正面的 ON 开关启动机器。
4. 转动主机正面的旋钮，将检测电压调节到 3~5kV 之间。
5. 将负极端的鳄鱼夹连接到待检测器械的金属头上。
6. 选择相应的检测头连接在正极检测手柄上。
7. 将检查头在被检测器的绝缘层上来回移动进行检测，当器械有损坏时，机器通过蜂鸣音以及主机正面报警灯闪烁以提示报警。
8. 操作完成后，关闭电源开关即可。

4.18　手持快速ATP测试仪操作规程

1. 擦拭：取出拭子，涂抹器械表面。采样面积：按管理规范。
2. 拆断：取样后将拭子放回试管中并掰断阀芯。
3. 挤入：挤下试剂，使拭子与试剂充分溶解并振荡15次。
4. 检测：打开仪器检测舱盖，放入拭子，按 OK 键进行检测，机身垂直等待15s，显示结果。
5. 注意事项：（整个操作过程注意避免环境对ATP的干扰）

（1）相关人员要佩戴口罩、帽子、手套，包括采样人员和辅助人员。

（2）采样时一定要选择干燥表面，手卫生采样是洗手并干燥后的清洗效果。

（3）读取数值时，切勿打开舱门，并使机身保持竖立状态。

（4）使用完毕，及时取出检测舱内使用过的采样棒。

（5）采样棒需2~8℃冷藏储存，使用时要提前取出，待常温后使用。

（6）采样棒在使用前要注意查看是否在有效期内。

6. ATP荧光检测仪推荐值：

（1）清洗后器械推荐值RLU≤5为合格，5~10为警告，10以上为不合格。

（2）清洗后内镜推荐值RLU≤20为合格，20~40为警告，40以上为不合格。

（3）物表使用中检测标准≤30为合格，30~100为警告，300以上为不合格。

（4）外科手卫生洁净后标准≤30为合格，普通病房手卫生洁净后标准≤100为合格。

4.19 医用清洗机操作规程

1. 班前准备：
(1)班前检查。检查水源是否达到 0.2~0.5MPa。
(2)打开气源。检查气源是否达到 0.4~0.7MPa。
(3)旋转主控开关，给系统送电。
(4)打开电源开关后如显示清洗液或上油液不多的提示，请及时添加。

2. 运行操作：
(1)扭动钥匙开关，启动系统，确保清洗机所有通道通畅。
(2)把装好物品的托盘放入清洗舱，关好装载门。
(3)点击 运行程序，选择 清洗架位，选择相应程序，点击 运行，开始运行清洗程序。
(4)程序结束后，将托盘从后门取出，按 后门开关 按钮后关后门。
(5)如继续运行程序，则按照 B→C→D 流程操作。
(6)如暂不运行程序，设备进入待机状态。

3. 班后操作：
(1)将电源开关拨向 OFF 侧，切开设备的动力电源；关闭水源；关掉压缩气源。
(2)每日工作完毕，清洗舱内外应保持清洁，应将清洗舱内的污物清洗干净，每周1次小保养，每月1次大保养。
(3)每周检修1次设备，确认各门开关位开关无松动现象；检查设备底部无漏水现象，检查各旋转臂旋转灵活。

4. 注意事项：
(1)本操作规程仅适用于常规医用清洗机。
(2)医用清洗机默认为蒸汽消毒，器械应耐受98℃高温。
(3)腔镜器械包中的镜头等不得进入本设备清洗。

4.20 低温真空干燥柜操作规程

1. 打开圆钮 开关 键，预热仓体 30min，使用气枪对待干燥物品进行预处理。
2. 在显示屏幕上选择 A 仓操作。触动 A 时，打开 A 仓门。
3. 装入待干燥物品，手动按压把手 3~5s，设备自动关门。
4. 根据负载选择相应程序，点击 启动 键。
5. 完成干燥后，点击绿色画面，返回主菜单。待压力回升至 98kPa 时，点击开门，取出物品。
6. 机器进入待机状态，班后关闭设备电源。
7. 同法操作"B"仓。
8. 注意事项：
(1) 待干燥物品沥水，用气枪向器械表面及管腔器械内部吹气 10~20s。
(2) 待干燥物品禁止接触干燥柜腔壁。
(3) 导管摆放时两端处于开放状态，无尖锐弯头或扭曲。
(4) 器械开口向下或侧放，防止存水。
(5) 器械均匀摆放，间隔排列，不允许重叠。
(6) 开启前后仓门取物时采取防烫措施。
(7) 不同类的器械分别放置在不同的托盘中干燥。

4.21 新华自动清洗机操作规程

1. 首次使用时需认真阅读初次启动快速指南。
2. 连接好供水阀,水源为纯水(电导系数最小 15μs/cm)。
3. 打开顶部加水处旋钮,取出白色防护垫(取出后不再使用),手动往设备内加入至少 1L 纯水,先不要拧盖,打开供水阀。
4. 将功能开关(设备正面)控制到 ON 位置,设备开始自动进水并加热。
5. 当绿色 pump max 灯开始闪烁,拧上拧盖。
6. 打开排气软管上用于系统排气的球阀。
7. 一旦有水从排气软管中流出,则关闭开关。
8. 待加热 6~10min 后,右侧压力表指针到达 8MPa,此时 ready 灯亮,表示此时处于可工作状态。
9. 使用前穿戴好防护衣物,戴好隔热手套、防护面罩。
10. 选用合适的蒸汽喷头,用钳子夹紧喷头底部置于喷射手柄顶部的头部,旋紧,此时方可进行蒸汽作业。

4.22 低温甲醛蒸汽灭菌器操作规程

1. 班前准备：
(1)提前 30~40min 设备开机送电。
(2)根据将要运行的程序选择 60℃或 78℃预热，注意预热时灭菌器门要处于关闭状态。
(3)整理待灭菌物品。
2. 灭菌操作：
(1)打开密封门，将灭菌物品放入灭菌室的灭菌篮筐内，包与包之间应留有空隙，四周不要贴于器壁和门板。
(2)关闭密封门，根据被灭菌物品选择灭菌程序，启动运行程序。
(3)灭菌过程中，操作人员不得远离设备，应密切观察设备的运行状况，如有异常，应及时处理，防止意外事故的发生。
(4)做好灭菌效果的监测，记录存档，便于追踪调查。
(5)灭菌结束后，方可打开后门取出物品。
3. 班后工作：
(1)每日工作完毕，灭菌器内外及其操作间应保持清洁，应将灭菌室污物用中性清洁剂清洗干净。
(2)设备按下关机按钮，断电关机。
4. 注意事项：
(1)已灭菌的物品不得与未灭菌物品混放。
(2)合格的灭菌物品，应注明灭菌日期、合格标志。

4.23 医用液氧贮槽操作规程

操作人员在操作前应详细了解液氧贮槽的使用说明书，并经过培训才能上岗。

1. 首次冲液（指内筒处于热状态的充灌），必须采用常压充液（即在充液过程中，E1 阀始终开启，使内筒和大气相通）。①连接充液管线。②对充液管进行吹除（每次充液前都应进行）。在 V2、V3 开启前，由液源排出阀向输液管内放入少量液体，同时打开 E2 阀，对其管路进行吹除。③打开 E1 及 MV 阀、压-1 阀，并启动液位计（全开 L1、L3 阀，L2 关闭）。④缓慢打开 V2，由上部进液，V2 阀开度要小，使管路和内筒逐渐冷却至所充低温液体的温度。待 E1 稳定排气时，可开大 V2，加大充液速度。⑤待液位计指示有液体时，加大 V3，关闭 V2，改上部进液为下部进液。⑥当 MV 阀（已先开启）喷出液体时，说明已充满液体，应立即关闭 V3，停止充液，同时打开 E2，排除充液管路中的残余气液。⑦充灌结束，拆除充液管线。

2. 补充充液（指内筒已有低温液体冷态下的充液）：吹除管路后即可由 V3 阀进液。可采用带压充液，即在充液过程中，阀关闭，槽内压力高于大气压力，带压充液时，内筒压力不得高于该槽的最高工作压力。

3. 增压：当排液需要稳定槽内压力时，需使用增压器增压。①关闭 E1 阀。②确定 V4 阀已经全部打开。③缓慢打开 V1 阀，使液体进入增压器汽化。④贮槽内 A1 阀 A2 阀可以使贮槽自动保持压力稳定。第一次增压或改变槽内工作压力时，需调整 A1 阀的启闭压力，使之达到工作要求。A1 阀的关闭压力应等于需要的工作压力，A2 阀的开启压力应等于 A1 阀关闭压力加 0.02MPa 之和。压紧顶部调节螺栓，为提高开启压力，反之降低开启压力。⑤若排液速度较高，内筒压力下降，可开大 V1 阀。当不需要稳定内筒压力或停止向外供液时，应关闭 V1 阀。

4. 当槽内压力达到要求后，即可打开 V6。

4.24 新华医用干燥柜操作规程

1. 班前准备：①打开电源总开关，打开设备控制电源开关 ⬚。②提前准备好干燥物品所需配件，如导管干燥架、湿化瓶干燥架、器械托盘。

2. 运行操作：打开前门。②若干燥导管时，将导管插入管架盒用硅胶管夹夹住导管，导管自然下垂。③若干燥湿化瓶或呼吸气囊等物品，将湿化瓶或呼吸气囊挂于湿化瓶干燥架上。④若干燥器械类等需要使用器械托盘的物品，将导管干燥架或湿化瓶干燥架取出，物品在托盘内尽量分开摆放整齐，将托盘摆放在柜体内格栅上，每层托盘尽量交错摆放，以达到最理想的干燥效率。

3. 班后工作：①切断设备的控制电源。②每日工作完毕，柜体内外应保持清洁，应将柜体内污物清除干净。

4. 日常维护：①每周对设备进行清理，去除柜体内杂物，用抹布擦拭柜体和格栅表面，保持柜体内部干燥清洁。②空气过滤器在设备运行1000h后应进行更换，以便保证空气过滤的洁净度。

5. 注意事项：①若干燥器械较少，尽量将托盘置于上层格栅，以便提高干燥效率。②放置好物品后，关闭前门，按 ⬚ ⬚ 键选择对应的程序。③选择好程序，按 ⬚ 键启动运行程序。④程序运行结束，取出物品，关闭密封门，以备后续使用。⑤手动操作时，不可单独开启空气加热管。⑥用金属筐、容器、盘子等时，须佩戴手套，以避免程序结束后器械过热烫伤皮肤。⑦若出现过热保护警报，请及时联系客服人员维修，不可强制运行，以防出现危害。

4.25 新华 MOST 蒸汽灭菌器操作规程

1. 班前准备：①水箱按照要求添加纯水或按要求连接水源后，连接设备电源。②接通供电电源，将灭菌器电源开关置于接通状态，为程序运行做好准备。③根据规定要求或者负载类型，选择 BD 程序或者预热程序（例如，如果是带有空腔的 B 类负载，一般需要首先运行 BD 程序，如果全部是裸露的实心器械可以运行预热程序），在 BD 试纸上注明操作员姓名或代号、日期等标记，放入灭菌器内运行 BD 实验程序，监测设备有无渗漏，设备是否正常。④整理待灭菌包裹，捆扎不宜过紧，内置化学指示卡，外贴化学指示胶带。

2. 灭菌操作：①根据规定要求进行 BD 实验合格后或者完成预热后，将待灭菌物品放入灭菌室内，包与包之间应留有空隙，四周不要贴于器壁和门板。②关闭灭菌器门，根据被灭菌物品选择灭菌程序，检查灭菌参数是否正确，启动程序。③灭菌过程中，操作人员不得远离设备，应密切观察设备的运行状况，如有异常，及时处理，防止意外事故的发生。④做好灭菌效果的监测，记录存档，便于追踪调查。⑤灭菌结束，待室内压力回零后，方可打开门取出物品。⑥灭菌物品从灭菌器中取出后，应仔细检点放置，防止二次污染。

3. 班后工作：①打开柜门，将电源开关置于断开状态，切断设备电源。②水质差时或运行 5 个灭菌流程后必须换水。③蒸发器每月进行清洗（按照说明书清洗方法）。④每日工作完毕，灭菌器内外应保持清洁，应使用干净的抹布和清水将内室污物清洗干净，按照说明书每周 1 次小保养，每月 1 次大保养。

4. 注意事项：已灭菌的物品不得与未灭菌物品混放。灭菌合格的物品，应注明灭菌日期、合格标志。

4.26　医用红外线测温仪使用方法

1. 在手柄处安装电池。
2. 按下 设置 键，调节测量 体温 ，再按下 设置 键切换 物体温度 。
3. 对准人体体表部位或物体表面按下扳机，即可测量温度。
4. 测量冷却后的无菌包温度<35℃可以发放。
5. 使用完成，无须关机，静置后黑屏为待机状态，即可归位放置。

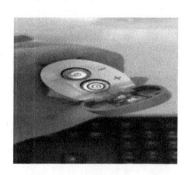

步骤 1

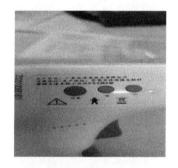

步骤 2

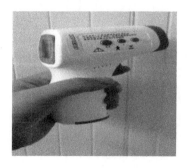

步骤 3

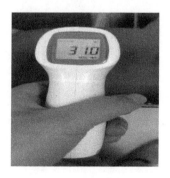

步骤 4

医用红外线测温仪使用方法

第5部分

消毒供应科应急预案

5.1 消毒供应科应急管理流程

应急管理流程又称应急预案,是针对可能发生的重大事故(件)或灾害,为保证迅速、有序、有效地开展应急与救援行动,降低事故损失而预先制定的有关计划或方案。

它是在辨识和评估潜在的重大危险、事故类型、发生的可能性及发生过程、事故后果及影响严重程度的基础上,对应急机构职责、人员、技术、装备、设施(备)、物资、救援行动及其指挥与协调等方面预先做出的具体安排。

应急预案明确了在突发事故发生之前、发生过程中及结束之后,具体负责人及应急措施,以及相应的策略和资源准备等。

消毒供应中心的应急预案按照影响程度、处理急缓、发生类型共分4类:第1类是突发公共卫生事件、无菌物品供应应急预案指引;第2类是职业暴露应急预案指引;第3类是停电、停水、停蒸汽应急预案指引;第4类是设备故障应急预案指引。

1. 目的:

为确保突发意外紧急情况得到及时、妥善处置,使影响降低至最小。

2. 适用范围:

适用于突发事件的应对处置。包括:突发公共卫生事件、地震、医用气体供应突发故障、火灾、设备突发故障、泛水、工作人员锐器伤害等应急处置。

3. 组织架构:

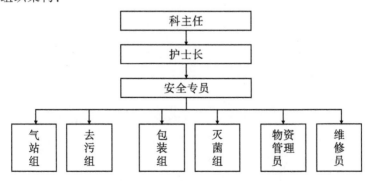

4. 应急小组：

组　　长：主　　任

副组长：护士长

成　　员：气站组组长、去污区组长、无菌区组长、包装区组长、物资管理员、安全专员、维修员。

5. 职责：

（1）组长是安全第一责任人。

（2）副组长负责组织实施应急预案演练。

（3）安全专员负责各种安全知识培训，传达院方相关要求，协助各种预案演练，组织科内安全检查，保存相关资料。

（4）各区域工作组组长负责管辖区域水、电、气日常正常运行情况监管，有异常及时处理，必要时通知相关人员进行维修。

（5）应急小组人员24h保持通信畅通。

（6）出现突发事件时，全体工作人员服从统一指挥和安排，积极投入突发事件的应对处理中。

（7）相关科室及气体供应厂商联系方式（略）。

5.2 物资保障应急预案

1. 应急预案:

发生突发公共卫生事件,接到医院通知需调配无菌物资。

(1)值班人员接到院方通知立即报告科主任、护士长。

(2)科主任进行整体工作部署协调,护士长安排并通知应急小组相关人员立即到岗。

(3)按需求做好应急物资的打包、转运。

2. 处理流程:

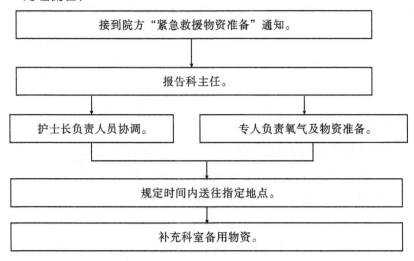

5.3 火灾应急预案

1. 应急防范措施：

(1) 人人学习掌握消防知识。

(2) 人人掌握灭火器的使用方法：提起灭火器，拔出保险销，一手握住橡胶管，另一手用力按下压板，站在上风口，对准火焰根部左右扫射。

(3) 明确灭火器存放的位置及安全通道出口。

(4) 人人知道每个区域的电源开关及电源总闸的位置。

(5) 做好设备维护和保养工作，及时发现安全隐患，及时处理。

(6) 严格遵守各项操作规程，下班前关闭所有需要关闭的电源开关。

(7) 加强易燃易爆物品管理：做到定点放置，防热、防震、防油、防火。

2. 应急预案：

(1) 可控小火情：判断着火原因，由电路引起的关闭电源，使用干粉灭火器。就近使用灭火器，紧临区域人员取用灭火器支援，迅速扑灭火灾，通知电工组及设备科检修电路及设备。

(2) 不可控火情：通知保卫科灭火，保卫科根据火情通知119，所有人就近撤离，各组组长清点疏散人员齐全，维持现场秩序，防止人员靠近。

(3) 火灾逃生时注意事项：①组织人员撤离时，应走安全通道，用湿毛巾捂住口鼻，尽可能以弯腰最低姿势撤离，减少浓烟吸入。②若经过火焰区，应先将衣物打湿或以敷料裹住身体，迅速通过。③火灾逃生过程中，一定要关闭所有你背后的门，它能降低火和浓烟的蔓延速度。

3. 处理流程：

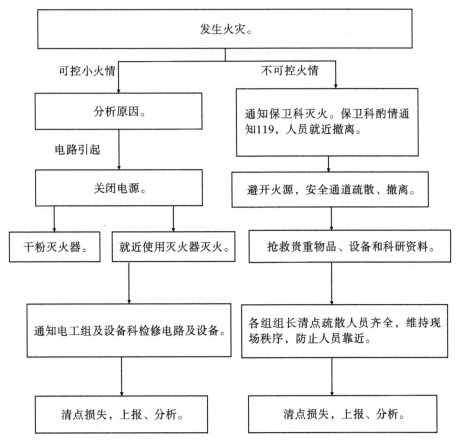

5.4 地震应急预案

1. 应急预案:

(1)突发地震时,就近人员立即关闭电源、水源、汽源,撤离到室外广场。

(2)发生强烈地震时,寻找有支撑的地方蹲下或坐下,保护头颈、眼睛,捂住口鼻,等待地震晃动间隙撤离,不能撤离时等待救援。

(3)地震来临时,工作人员应沉着冷静,关闭电源、水源、气源,尽力保障人员生命安全及国家财产安全。

(4)发生地震时,立即组织人员疏散到安全地带,如:花园、广场、空地,并及时清点人数。

(5)人员撤离应有序进行,从安全通道进行撤离。

(6)发生强烈地震时,不能撤离时叮嘱在场人员寻找可支撑的地方,蹲下或坐下,保护头颈、眼睛,捂住口鼻。

(7)维持秩序,避免混乱发生,并锁好门窗,防止有人趁火打劫。

(8)善后处理:①地震结束后,应对物品财产进行清点,发现不符应及时上报。②对所有的设备进行检查,发现问题及时上报设备科。③对环境进行清洁、消毒处理。

2. 处理流程:

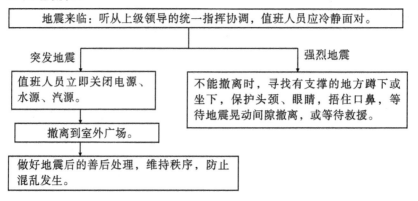

5.5　停水应急预案

1. 计划停水应急预案：

（1）接到停水通知后，告知护士长，根据停水时间长短调整工作。短时间停水尽可能在停水前完成物品的清洗、灭菌工作，优先处理急件、要件，同时做好储水工作；长时间停水通知使用科室调整工作，必要时协调外送清洗灭菌。

（2）检查确保停水时所有用水设备处于关闭状态。

2. 突然停水应急预案：

（1）突然的停水，首先关闭水龙头、正在使用并需用水的设备，防止机器因空转而损坏，以防突然来水，造成设备故障、泛水和浪费。立即与水工房联系，了解停水原因，及时维修，夜班、节假日期间及时联系总值班组织抢修。

（2）根据停水时间长短，预计停水时间大于1h，通知相关科室调整手术和治疗时间；调整、组织货源，保障供给。与临床沟通评估待灭菌物品是否急用，做好相应准备。

（3）停水时间大于6h，预计短时间内不能供水，汇报护理部，联系院外灭菌。必要时联系好外援单位，并与院办联系安排车辆运送。

（4）检查所有用水设备，处于关闭状态，防止恢复供水后，引起水患。

（5）恢复供水后应检查水质情况。

3. 处理流程：

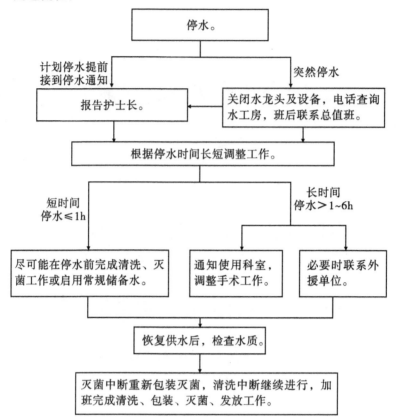

5.6 停电应急预案

1. 计划停电应急预案：

(1)接到停电通知后，告知护士长，根据停电时间的长短调整工作，尽可能在停电前完成物品的清洗、灭菌工作，优先处理急件、要件。通知相关科室调整手术和治疗时间。

(2)供电恢复至电压稳定后，打开仪器设备，及时完成工作。关闭科内设备电源。

2. 突然停电应急预案：

(1)突然的停电，关闭科内设备电源。立即与电工房联系，查询停电原因，督促及时维修，班后及时联系总值班组织抢修。

(2)停电时间短暂，可采用手工清洗的方式完成初洗工作。

(3)根据停电时间长短，与临床沟通评估待灭菌物品是否急用，做好相应准备。

(4)(时间长，物品少，着急使用)必要时联系好外援单位，并与院办联系安排车辆运送。

(5)恢复供电后，检查各电源开关是否完好。

3. 处理流程：

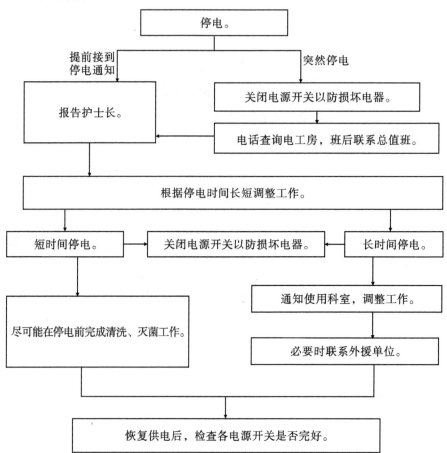

5.7 泛水应急预案

1. 泛水应急预案：

(1)发现泛水时，如泛水范围较小，立即关闭总水阀门，自行处置。

(2)泛水严重时，关闭总阀及相应水源设备开关，通知相关部门(设备科、管工组)。

(3)组织人员在最短的时间内转移物资，清理积水。

(4)泛水停止后，检查设备情况，确认正常方可运行。

(5)环境进行清洁，地面使用500mg/L的含氯消毒剂消毒，开启空气消毒机1h。

(6)放置警示标识，提醒人员不要涉足泛水区或潮湿处，防止跌倒，保证工作人员的安全。

(7)做好记录并交接班。

2. 处理流程：

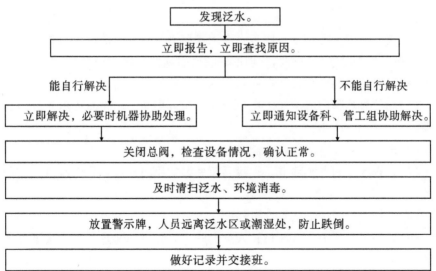

5.8 灭菌物品质量不合格应急预案

1. 防范措施：
(1) 定期对灭菌设备进行维护和检修，确保功能完好。符合要求。
(2) 灭菌员参加相关专业知识培训，执证上岗。
(3) 灭菌员必须坚守岗位，严格掌握各种灭菌参数指标并做好参数记录，及时发现不达标参数。
(4) 强化各级人员的岗位职责和操作处理流程，按要求做好灭菌效果监测。
(5) 质量监测员负责与灭菌员共同核实灭菌质量，并记录各种监测结果。

2. 应急预案：
(1) 一旦发生灭菌物品质量问题，立即通知护士长、质量监测员及其他相关人员。
(2) 立即停止发放该批次物品，停止使用该灭菌器，并妥善封存保管、登记。
(3) 查找原因，并全部召回自上次生物监测合格以来的已发放物品，做好记录。书面报告器械设备科和护理部，说明召回的原因。
(4) 及时配送相应替代物资或物品到涉及的使用部门。
(5) 相关管理部门应通知使用部门对使用该期间无菌物品的患者进行密切观察。
(6) 进行灭菌设备的检修、监测。
(7) 检查灭菌的各个环节，查找灭菌失败的原因并进行分析改进，重新进行各项相关检测，合格后该灭菌器方可再次使用。
(8) 呈报医疗护理安全不良事件。
(9) 若是人为原因，追究相关人员责任，完善事件记录，及时按不良事件上报。
(10) 分析质量缺陷原因，拟定整改措施，总结经验教训。

3. 处理流程：

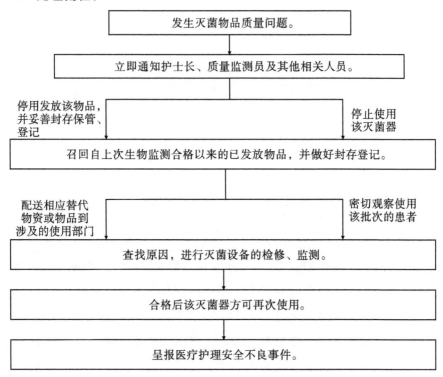

5.9 压力蒸汽灭菌器故障应急预案

1. 应急预案:

(1)由于停水、停电、停气导致的灭菌器无法正常工作时,先关闭各开关,按停水、停电、停气的预案执行,等恢复供电、供水、供气再进行工作。

(2)灭菌器出现故障时,立即停止使用,通知设备科及维保工程师维修,并立刻更换另一台灭菌器完成工作。如果另一台也故障,灭菌员与临床沟通后评估待灭菌物品非紧急使用,维修在2h内完成,则完成维修后迅速完成当日灭菌工作;如果急用又不可替代时,可用小灭菌器灭菌物品。或过氧化氢等离子灭菌器灭菌,或者低温蒸汽甲醛灭菌器灭菌,物品量大时联系外援单位,并与院办联系安排车辆运送。

(3)灭菌器大修后,物理监测、化学监测合格后,生物监测应空载连续检测3次合格后灭菌器方可使用。脉动真空压力蒸汽灭菌器应进行B-D测试并重复3次,连续监测合格后,灭菌器方可使用。

(4)当灭菌器出现操作压力、壁温超过安全操作规程规定的极限值,采取措施无法控制,安全装置失灵时,应立即关闭蒸汽发生器,手动泄压。

(5)做好记录并交接班。

2. 处理流程：

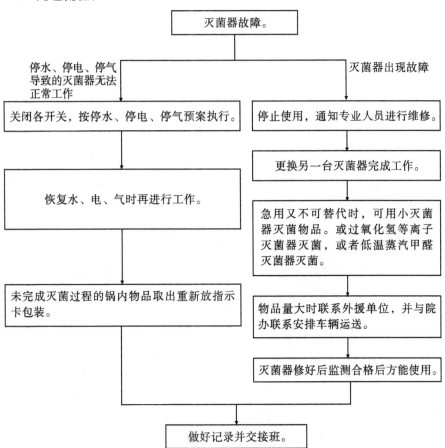

5.10 蒸汽发生器故障应急预案

1. 应急预案:

(1)一台蒸汽发生器出现机械故障,立即停止使用,通知设备科或维保工程师,由专业人员进行维修。

(2)启用另一台蒸汽发生器,完成工作。

(3)两台发生器都故障,则根据待灭菌物品是否急用及维修时间长短,通知各科室对灭菌的影响,调整工作,紧急使用的小量器械,可使用小型灭菌器灭菌物品,或过氧化氢等离子灭菌器灭菌,或者低温蒸汽甲醛灭菌器灭菌。

(4)必要时联系好外援单位,并与院办联系安排车辆运送。

(5)做好记录并交接班。

2. 处理流程:

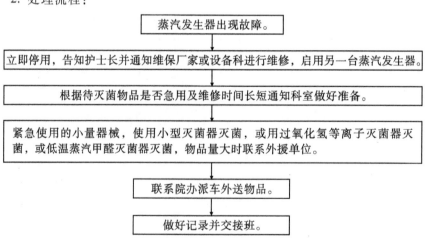

5.11 煮沸机故障应急预案

1. 应急预案：
(1)煮沸机发生故障，立即报告护士长。
(2)了解故障原因，并通知设备科或厂家及时维修。
(3)清洗后的器械立即选择含氯消毒剂浸泡消毒程序。
(4)消毒后直接使用：放入含有效氯500mg/L的消毒液中浸泡30min。
消毒后继续灭菌使用：放入含有效氯500mg/L的消毒液中浸泡5min。
(5)纯化水漂洗。
(6)干燥。
2. 处理流程：

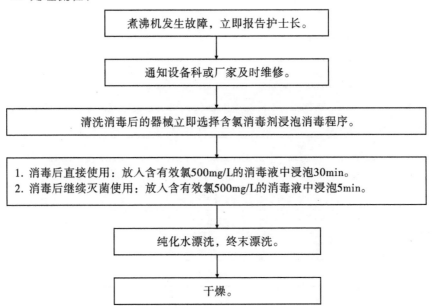

5.12　超声机故障应急预案

1. 应急预案：
(1) 超声机发生故障，立即报告护士长。
(2) 了解故障原因，并通知设备科或厂家及时维修。
(3) 回收的所有器械立即选择手工清洗方法。
(4) 做好个人防护，在流动水下冲洗。
(5) 配制酶液，在酶液液面下彻底刷洗诊疗器械、器具和物品关节及咬合面。
(6) 再进行漂洗、终末漂洗。
2. 处理流程：

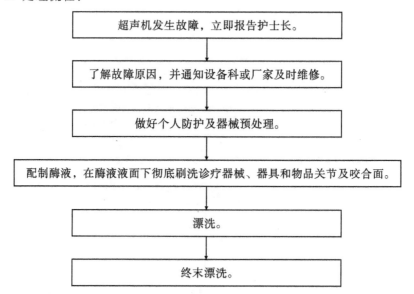

5.13 环氧乙烷气体泄漏应急预案

1. 应急预案：
（1）发现环氧乙烷气体泄漏，立即戴上防毒面罩，关闭设备电源。
（2）打开排气扇，关闭门窗防止环氧乙烷进入其他房间，环氧乙烷浓度监测仪显示正常后，查找漏气的原因并进行修理。
（3）工作人员出现中毒现象，立即离开现场，至通风良好处休息，严重者送急诊科抢救。
（4）按不良事件上报，协助查找原因，制定整改措施。
2. 处理流程：

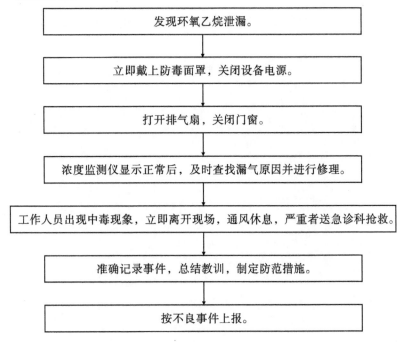

5.14　环氧乙烷灭菌器故障应急预案

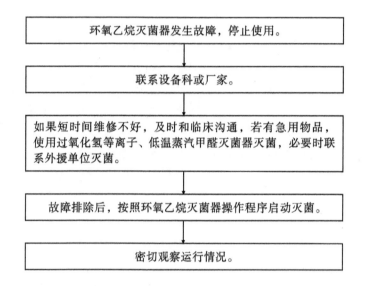

5.15　纯水机故障应急预案

适用范围：纯水机停止工作、电导率超标及其他问题。

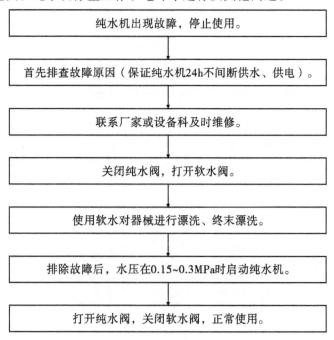

5.16 低温干燥柜应急预案

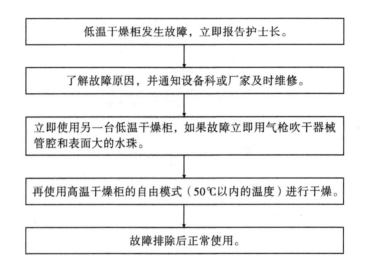

5.17 高温干燥柜应急预案

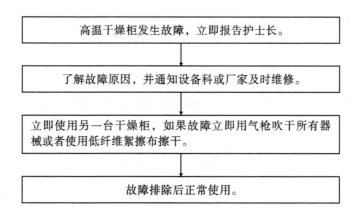

5.18 快速生物阅读器故障应急预案

适用范围：不能正常工作，出现异常报警。

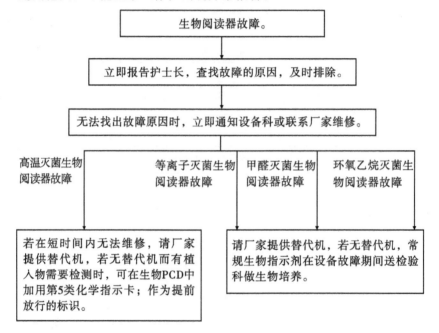

5.19 烫伤应急预案

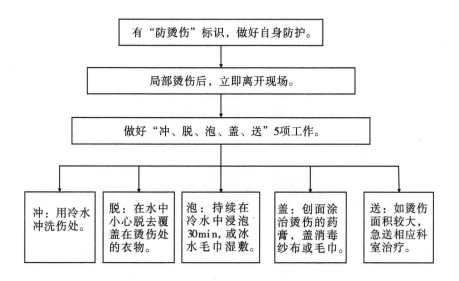

5.20 清洗不彻底应急预案

1. 应急预案：
(1)包装间检查器械物品有污渍、锈迹等清洗不彻底情况时，将物品放在传递窗上有标记的返洗篮筐内，关闭传递窗。
(2)包装员消毒台面，更换手套或进行手消毒。
(3)清洗间人员看到返洗物品时必须重新清洗消毒，并消毒传递窗台面。
(4)清洗消毒后的物品放进双开门干燥箱，包装人员取出器械检查包装。
2. 处理流程：

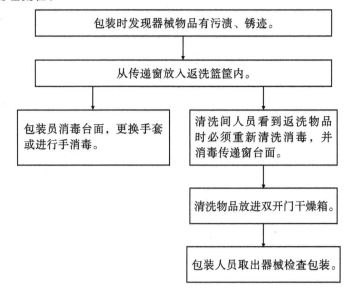

5.21 灭菌缺陷应急预案

1. 应急预案：

灭菌结束后，在物理监测、化学监测及生物监测合格的情况下，发现有湿包、落地包、包装松散、包装材料破损等，从发放间由收送员送回到回收间重新清洗、消毒、灭菌。

2. 处理流程：

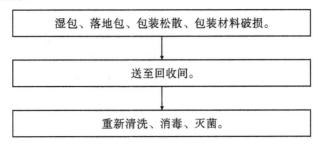

5.22 液氧供应故障的补充应急预案

1. 科室二级分压箱故障,则切换另一路分压表来完成供氧工作。两侧同时故障,则由气站房提供备用氧气瓶供氧。
2. 外科楼氧气管道出现故障问题,则关闭通向外科楼分气缸阀门,科室先使用自备氧气瓶,不足时由气站房提供备用氧气瓶供氧。
3. 内科楼供氧主管道故障,则关闭内科楼分气缸阀门,各个科室均使用自备气瓶,不足时呼叫氧站管理员。
4. 两台大储气罐均发生故障,则关闭罐体阀门,采用急诊科汇流排用气瓶供氧,由氧气工负责操作并负责送瓶气。
5. 供气厂商必要时提供应急瓶气。

5.23 过氧化氢等离子灭菌器故障应急预案

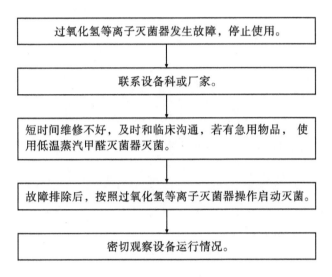

5.24 低温蒸汽甲醛灭菌器故障应急预案

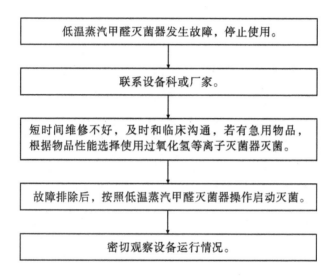

第6部分

消毒供应科工作质量标准

6.1 环境管理

1. 布局合理，分区明确，标识清楚。分为辅助和工作区。工作区包括去污、检查、包装及灭菌区（含独立的敷料制备或包装间）和无菌物品存放区。区域间有实际性屏障。

2. 工作区环境整洁，各区照明度、温度、湿度符合卫生部WS310.1—2016的要求。

3. 人流、物流控制：不交叉、不逆流。工作前30min开启净化空调系统；各缓冲间的门应处于关闭状态；清洁用具分区使用。

4. 室内各类备用物按要求摆放，设备设施状态标识明确。

5. 工作区域设计与材料要求，应符合卫生部WS310.1—2016的要求。洗手设施完善。

6. 清洗消毒机、各种灭菌器设备应进行日常清洁，依据卫生部WS310.1—2016的要求定期检测、验证、保养、维护并记录。

7. 环氧乙烷灭菌器，应设独立灭菌间，建立独立的排风系统。

8. 设立安全通道，有明确的防火疏散指引标记和完善的灭火装置。

6.2 人员管理

1. 实行科主任或护士长负责制，配置具有执业资格的护士、消毒员和其他工作人员。
2. 护士长应具有大专及以上学历，主管护师及以上职称，在消毒供应中心工作 2 年以上经历，具有省、市级以上管理培训证书。
3. 根据工作量及各岗位需求，合理配置人员。
4. 压力容器操作人员应持有压力容器操作上岗证。
5. 工作人员应接受与其岗位职责相应的岗位培训，正确掌握相关知识与技能：
 (1) 各类诊疗器械、器具和物品的清洗、消毒、灭菌的知识与技能。
 (2) 相关清洗、消毒、灭菌设备的操作规程。
 (3) 职业安全防护原则和方法。
6. 医院感染预防与控制相关知识：
 (1) 建立工作人员继续教育制度，根据专业进展，开展培训，更新知识。
 (2) 工作人员每年查体 1 次，有传染病、皮肤病等不得从事本室工作。

6.3 医院感染管理

1. 成立有医院感染控制小组及人员职责，按计划每年进行感染知识培训。
2. 复用器械、器具、物品（含外来器械等）应遵循标准预防的原则进行清洗、消毒、灭菌。
3. 工作人员根据不同区域和操作要求，规范洗手。个人防护根据不同区域人员防护着装要求执行（见附录 A），防护用品每日清洗消毒，干燥存放，有明显污染时立即更换。
4. 每日做好清洁整理工作。去污区工作前后用消毒液或酸化水擦拭；检查、包装和灭菌区工作前后清洁操作台；每周清扫 1 次，包括紫外线灯管、空气过滤网等。
5. 无菌物品的发放、污染物品的接收，均应有单独窗口和专人负责。
6. 清洗、运输工具、设备设施，使用后应清洗消毒、干燥备用。
7. 每季度对空气、工作人员手、物表、无菌物品进行卫生学检测 1 次，符合卫生学标准，并保留资料。使用中的消毒液每日配制，使用前监测有效浓度。
8. 朊毒体、气性坏疽及不明原因的传染病病原体污染的诊疗器械、器具和物品的处理，按《消毒技术规范》的要求执行。
9. 一次性无菌医疗用品，拆除外包装后，方可移入无菌物品存放区。
10. 每日检查无菌物品。过期或有污染可疑者重新消毒灭菌。无菌物品一经发出，不能返回无菌物品存放间，必须重新处理。
11. 各种灭菌器设备使用时严格执行物理、化学、生物监测，有相应记录。

6.4 质量管理

规章制度、岗位职责、操作规范及各类预案健全，落实到位。

1. 工作制度：消毒隔离、质量管理、质量追溯与召回、与相关科室联系、设备管理、监测制度、器械管理（含外来器械）、查对制度、安全管理、财产管理、职业安全防护、带教制度、继续教育制度。
2. 岗位职责：清洗、检查组装、灭菌、物品储存发放、监测等岗位。
3. 操作规范：各工作环节有完善的包装操作规范和设备操作规程。
4. 突发事件应急预案、意外伤害处理流程。

6.5 护士长管理

1. 有年工作计划和工作重点，定时对工作质量进行分析与总结。
2. 一级质量检查实行缺陷管理，记录规范。
3. 检查指导护士工作，对一级检查中存在的潜在的问题有纠正预防措施，并跟踪验证，对质量目标有统计分析。质量控制资料翔实、准确、完整。
4. 有服务投诉程序，对投诉有调查、分析、处理及登记。

6.6 人员分层级管理和合理排班

1. 按工作区设组长。组长负责组织及落实本区人员岗位职责、工作流程、质量分析与改进等工作。配合护士长对工作环节记录数据进行汇总分析，提出改进措施，并记录。
2. 有专人或兼职人员对物品入库质量及数量进行核查，负责组织和落实对清洗消毒设备、封口机、干燥柜、各种灭菌器等设备的定期性能参数确认工作，承担成本分析与控制的责任。
3. 护士、工人岗位职权清晰，护士有培训和指导工人工作的责任。
4. 消毒员负责灭菌过程全程质量观察与监测，发现问题及时报告组长或护士长。
5. 合理排班。应以满足临床工作要求，保证物品供应充足及时为原则。
6. 建立紧急情况下的人员调配机制，确保节假日、抢救、重大医疗保障需要无菌医疗器械供应的人力支持：
   （1）成立质控小组，有明确职责和分工。
   （2）每月进行满意度调查，对调查结果进行统计分析并改进。

6.7　关于双休人力资源紧急替代方案

1. 科室分为正常班和两头班。周一到周日工作人员安排到位。
(1) 正常班时间：8：00~12：00，14：00~18：00。
(2) 两头班(收2、洗2岗)时间：7：00~11：00，18：00~22：00。

2. 科室人员紧缺时，由收2、洗2岗人员加班，保证本班工作任务的按时完成。

3. 中午12：00~14：00，呼叫各岗值班员。

4. 周一至周五22：00后需要加班，呼叫当天中班人员到岗。

5. 周六班后需加班，呼叫各岗当天值班人员(清洗组、包装组下周值班人员)。

6. 周日全天由灭菌员任组长，负责协调安排，各岗共同协作完成工作；周日、法定节假日班后呼叫当日各岗值班人员。

7. 班后及节假日需要多人加班时，各岗按照值班顺序依次呼叫到岗。

8. 值班人员必须保持24h电话通畅，各岗人员接到通知后15min内到达科室，做好准备工作。

6.8 各区域质量管理

1. 去污区回收清洗管理：

(1) 及时回收使用后的器械、器具、物品。①回收可重复使用医疗器械、器具和物品的过程中，应保持密闭，严格遵守消毒隔离原则，不得污染医院环境和回收人员。一次性物品不应回收至消毒供应中心。②按需确定回收次数和时间，精细器械、锐器、易破损器械应专人妥善运送；特殊污染的物品回收时应双层封闭包装，有感染疾病名称特殊标记。

(2) 污染物品在去污区进行分类清点。清洗人员做好器械分类清点数量和种类。发现规格不符或损坏，应及时与科室联系告知，做出相应的处理。按科室做好器械数量的记录；根据器械物品材质、结构、精密及污染程度等进行分类放置；机械清洗要正确分类、规范装载，使用相应的器械清洗架。

(3) 选择正确的装载方法和清洗程序（清洗方法包括机械、手工清洗）。锐器、精细的器械有辅助固定装置和专用的清洗篮筐；管腔类器械须使用高压水枪/气枪；精密器械的清洗，应遵循生产厂家提供的使用说明或指导手册；清洗消毒设备舱内、旋臂应每天清洁、除垢；带电源的器械不应使用浸泡清洗方法，可用沾有清洁剂的纱布或海绵清洁。

(4) 购置符合规范要求的清洁剂、消毒剂、润滑剂并合理使用，配制方法正确、浓度比例达标、及时更换；洗涤用水符合规范要求。

(5) 清洗步骤包括冲洗、洗涤、漂洗、终末漂洗。

(6) 消毒：清洗后的器械、器具和物品应进行消毒处理，消毒的方法正确有效，不损伤器械。首选机械热力消毒，也可采用75%乙醇、酸性氧化电位水或取得国务院卫生行政部门卫生许可批件的消毒药械进行消毒；消毒后直接使用的诊疗器械、器具和物品，湿热消毒温度≥90℃，时间≥5min，或 A0 值≥3000；消毒后继续灭菌处理的物品，其湿热消毒温度≥90℃，时间≥1min 或 A0 值≥600。

(7) 干燥：首选物理方法干燥处理，不应使用自然干燥。根据材质、结构的不同选择不同的方法、温度和时间(依据卫生部 WS310.2—2016)。

2. 检查包装区管理：

1) 检查和保养。

(1) 目测或使用带光源放大镜对干燥后的每件器械、器具和物品进行日常检查，器械表面及关节齿牙处应光洁，无血渍、污渍、水垢等残留物和锈斑；清洗质量不合格的，应重新处理。

(2) 功能完好，无损毁。

(3) 器械功能损毁或锈蚀严重，应及时维修或报废。

(4) 组装时对器械功能进行检查或测试，带电源器械应进行绝缘性能等安全性能检查。

(5) 应使用水溶性润滑剂进行器械保养，润滑方法正确。

2) 每月随机抽查 3~5 个待灭菌包内全部物品的清洗质量，检查内容同日常监测，并记录监测结果。

3) 包装：

(1) 工作人员掌握各类器械清洁度、功能检查的方法和质量要求。

(2) 包装程序包括装配、包装、封包、注明标识等步骤。器械与敷料分室包装。

(3) 包装前应依据器械装配的技术规程或图示，核对器械的种类、规格和数量，拆卸的器械应进行组装。

(4) 手术器械应摆放在篮筐或有孔的盘中进行配套包装，采用闭合式包装方法，应由 2 层包装材料分 2 次包装。

(5) 剪刀和血管钳等轴节类器械不应完全锁扣；有盖的器皿应开盖，摞放的器皿间应用吸湿布、纱布或医用吸水纸隔开；管腔类物品应盘绕放置，保持管腔通畅；精细器械、锐器等应采取保护措施。

(6) 预真空灭菌包重量：器械包重量不超过 7kg，敷料包重量不超过 5kg；体积不超过 30cm×30cm×50cm。

(7) 包装材料符合 GB/T19633 的要求。纺织类一用一洗，无破损、污渍和线头。

(8) 包装方法符合要求：①闭合式包装应使用专用胶带，胶带长度应与灭菌包体积、重量相适宜，松紧适度。②封包应严密，保持闭合完好性。③纸塑袋、纸袋等密封包装前其密封宽度应≥6mm，包内器械距包装袋封口处≥2.5cm。④硬质容器应设置安全闭锁装置，无菌屏障完整性破坏时应可识别。⑤开放式的贮槽不应用于灭菌物品的包装。

(9) 医用热封机在每日使用前应检查参数的准确性和闭合完好性。

(10)灭菌物品包装的标识应注明物品名称、包装者姓名等内容。灭菌前注明灭菌器编号、灭菌批次、灭菌日期和失效日期。标识应具有追溯性。

3. 灭菌工作管理：

(1)根据本单位使用的灭菌器种类，制定相应的操作规范、维修手册及应急预案处理指引。

(2)每天在设备运行前进行安全检查。灭菌参数、程序选择正确。

(3)正确装载。灭菌包之间应留有空隙；织物类物品应放置于上层、竖放，金属类放置于下层；手术器械包、硬质容器应平放。盆、盘、碗类应斜放，容器开口朝向应一致；底部无孔的器皿应倒放或侧放；纸袋、纸塑包装应侧放。

(4)灭菌员坚守岗位；灭菌后的物品应冷却30min后卸载；每批次确认灭菌合格方可发放。

(5)环氧乙烷灭菌：环氧乙烷灭菌气罐应远离火源或静电，不应放在冰箱中。

(6)过氧化氢等离子灭菌：灭菌物品充分干燥；灭菌物品应使用专用材料和容器。

(7)物理监测不合格的灭菌物品不得发放，应分析原因，采取措施，直到监测结果符合要求。

(8)包外化学监测不合格的灭菌物品不得发放，包内化学监测不合格的灭菌物品不得使用。并分析原因进行改进，直到监测结果符合要求。

(9)生物监测不合格时，应尽快召回上次生物监测合格以来所有尚未使用的灭菌物品，重新处理；并应分析不合格的原因，改进后，生物监测连续3次合格后方可使用。

附 录

附录一 CSSD不同区域人员防护着装要求

区域	操作	防护着装					
		圆帽	口罩	隔离衣/防水围裙	专用鞋	手套	护目镜/面罩
病房	污染物品回收	√	△			√	
去污区	污染器械分类、核对、机械清洗装载	√	√	√	√	√	△
去污区	手工清洗器械、用具	√	√	√	√	√	√
检查包装及灭菌区	器械检查、包装	√	△		√√	△	
检查包装及灭菌区	灭菌物品装载	√	√			√	
检查包装及灭菌区	无菌物品卸载	√			√	△#	
无菌物品存放区	无菌物品发放	√			√		

注：√：应使用；△：可使用；#：具有防烫功能的手套。

附录二 CSSD各岗质量要求

内容	敷料岗质量要求	时间								
		姓名								
打包质量，每次抽样≥3件，2次，每人每周合格率95%（合格95分）。	棉布类包装材料一用一洗，进行灯检，备用包布完整无破损。	工作质量1 9项								
	敷料类无血渍、线头、手术衣袖带齐全。									
	敷料折叠统一规范，便于临床使用。									
	包内敷料数量齐全，摆放符合临床需要。									
	敷料包大小符合要求，体积30cm×30cm×50cm，重量≤5kg。									
	闭合包装松紧适宜，封包正确，保持闭合完好性。									
	纸塑袋包装密封宽度≥6mm，包内器械距包装袋封口处≥2.5cm，按要求分层次包装。									
	敷料包包装材料合规范，归位正确。									
	备用敷料包标识清楚，便于质量追溯。									
	敷料包标签信息规范正确，便于内容追溯。	工作质量2 10项								
	敷料包名称与内容一致。									
	敷料包内按规范放置灭菌指示标签。									
	备用敷料包按规范数量准备充足能满足临床需要。									
	临床需要灭菌包及时摆放于灭菌架（敷料岗应该准备的物品）。									
	物品登记正确，及时（科室、名称、数量）。									
	接触无菌物品应洗手或快速手消毒。									
	发放无菌物品时确认无菌物品的有效性（灭菌标识、名称、数量）。									
	无菌物品发放处置遵循先进先出原则。									
	每月与临床科室进行有效的沟通、征求意见记录、分析、制定改措施。	记录3项								
	敷料区终末处置符合要求（进行保洁、消毒）。									
	班后安全检查，关闭水、电、设备、门窗，不得使用充电器等易燃物品。									
	首接负责制，每班进行记录交班。									

检查人：

内容	灭菌岗质量要求	时间 姓名
每周查2次，每次抽样人不少于5人，合格率95%（合格95分）灭菌监测6项，EO4项，等离子3项，甲醛3项，高温4项，其他6项。	灭菌员持证上岗，熟练掌握各种灭菌设备的性能和操作规范及注意事项。	灭菌监测6项
	发现故障及时联系维修，保养记录齐全。	
	待灭菌物品按照规范要求装载，选择合适的灭菌方式。	
	每锅打印物理监测记录表，监测表填写完善，化学监测齐全，符合规范要求。	
	灭菌质量监测资料和记录保留期≥3年。	
	掌握各种监测方法及合格判断标准。灭菌器械包信息记录齐全、准确，便于质量追溯。	
	环氧乙烷低温灭菌前安全检查（水、电、气压、打印纸、EO气罐的安装）	EO 4项
	环氧乙烷灭菌物品装载规范。	
	环氧乙烷灭菌物品装载各项监测齐全，监测记录打印，规范填写生物监测记录表。	
	环氧乙烷灭菌前后均应清洁灭菌体。	
	过氧化氢等离子灭菌前安全检查（电、卡匣、打印纸、显示屏的观察）。	等离子 3项
	过氧化氢等离子灭菌物品装载规范、卡匣装卸规范。	
	过氧化氢等离子灭菌每日第一锅生物监测，并记录齐全。	
	甲醛灭菌前安全检查（水、电、甲醛灭菌剂、打印纸、显示屏）。	甲醛 3项
	甲醛灭菌物品装载规范。	
	甲醛灭菌监测规范，生物监测每周1次，用58℃培养器1h，记录齐全。	
	高压蒸汽灭菌前安全检查，自来水源、电、空压机气、蒸汽源等运行状况。	高温 4项
	高压蒸汽灭菌中观察电子蒸汽发生器的工作情况（注意加热、进水情况）。	
	高压蒸汽灭菌过程中应密切观察灭菌器运行情况，发现异常及时应对。	
	生物监测每周进行，植入器械、新装、大修，应急预案包装材料和更换包装方法时随时监测。	
	本岗位制度、职责、流程、操作规程、应急预案熟练掌握。	其他 6项
	控制院内感染措施到位，环境整洁，清洁消毒规范。	
	无菌物品卸载、储存，符合规范。	
	及时有效地安排加急物品灭菌。	
	首接负责制，每班进行记录交班。	
	班后安全检查，关闭水、电、气、设备、门窗，不得使用充电器等易燃物品。	

检查人：

内容	器械包装岗质量要求		时间			
			姓名			
抽样检查3件/次每周2次，合格率95%（合格95分），班前准备9项、班内工作5项、包装质量6项、记录5项。	班前准备9项	环境卫生整洁，温度、湿度符合卫生部WS310.1的要求、缓冲间门、传递窗关闭状态。				
		每日工作开启后空气消毒机、班前台面清洁消毒。				
		各类备用物品按要求摆放，数量齐全，标识清楚。				
		洗手液、消毒剂有开启时间，在有效期内。				
		设备日常清洁，保养、记录齐全。				
		塑封机每日进行高温、低温监测。				
		器械柜管理规范，出入库数量相符，满足临床需要。				
		对本岗制度、职责、流程、送至临床各科的物品及时登记、名称、数量准确。				
		组内分工职责明确，操作规范能熟练掌握。				
	班内工作5项	器械性能检查采用目测或带光源放大镜。				
		器械清洗质量符合要求、表面光洁、无血渍、污渍和锈蚀				
		器械功能符合要求、关节灵活、螺丝固定、刀剪锐利、针头无钩				
		各类器械、器具、物品按要求整理（不完全锁扣、开盖、吸水巾、管腔撑凳、精密器械保护）。				
		带电器械进行绝缘性能安全检查。				
	包装质量6项	闭合包装松紧适宜，封口正确，保持闭合完好性。				
		纸塑袋包装密封宽度≥6mm，数量与核对卡一致，包内器械距包装袋封口处≥2.5cm。				
		器械包装包内名称、数量符合规范要求，灭菌指示卡、灭菌包外贴灭菌信息标识清楚。				
		器械包装符合规范要求，包装材料选择适宜，器械包外贴灭菌信息标识清楚。				
		器械包大小符合要求，体积30cm×30cm×50cm，重量≤7kg。				
		外来器械交接清点记录齐全，包装符合规范，包内核对卡与生物监测单器械名称、数目一致。				
	记录5项	班后做终末处置，安全检查、关闭水、电、气、门窗。				
		每月与临床科室进行有效的沟通，关闭意见有记录。				
		投诉、沟通记录齐全、有调查、分析、处理登记。				
		质量指标记录翔实，准确、完整、规范。				
		每月随机抽查3个待灭菌包内全部物品的清洗质量，有记录。				
		首接负责制，每班进行记录交班。				

检查人：

内容	清洗岗质量要求	时间 姓名								
每次抽样人数不少于5人，合格率95%（合格90分）。班前7项，清洗流程10项，班后8项。	环境卫生整洁，温度、湿度符合WS310.1的要求。	班前7项								
	控制院内感染措施到位，人流、物流不交叉，无逆流，缓冲间、传递窗关闭状态。									
	各类备用物品按要求摆放，数量齐全、标识明确。									
	洗手液、消毒剂有开启时间，在有效期内，每日空气消毒，监测电导率，及时添加置换剂。									
	设备操作符合规程，日常清洁，保养，维护，清洗工具用后清洗消毒备用。									
	着装规范，清洗时做好自我防护；防护用品每日清洗消毒干燥备用，必要时更换。									
	掌握各种清洗剂、润滑剂、除锈剂及消毒剂配制比例和使用方法。									
	和回收人员当面交接精密贵重器械和物品，器械按要求进行分类处置。									
	清洗流程符合要求（刻洗、超声酶洗、漂洗、终末漂洗、残留物。	清洗流程10项								
	器械清洗质量符合要求（目测光洁，无锈渍、血渍）。									
	超声清洗、煮沸用水应及时更换，每日用后清洗消毒干燥备用。									
	清洗、消毒后器械应采用干燥柜或95%的乙醇干燥、低纤维絮布擦拭。									
	管腔器械采用压力气枪或95%的乙醇干燥，低温真空干燥柜干燥。									
	随时保持推车的清洁（用后及时冲洗）。									
	与外来器械公司人员进行当面清点，交接器械，符合要求并签字。									
	特殊感染器械应符合流程处理流程。	班后8项								
	精密清洗器械清洗保护措施得当，防止碰撞损伤，选择合适的清洗工具，动作轻柔。									
	用后的医疗垃圾按要求及时处理，分类放置。									
	在清洗过程中发现问题的应及时与临床进行有效的沟通。									
	接待临床人员及时热情，当面交接物品并记录。									
	清洗消毒资料保存期应≥6个月。									
	做好终末处置，地面、台面整洁无杂物。									
	各项记录及时，准确，完整，班后安全检查，关闭水、设备电源。									
	首接负责制，每班进行记录及交班。									
	紧急使用的器械，要严格按照紧急处理流程进行。									

检查人：

内容	无菌物品储存间质量要求	时间 姓名				
每次抽样人不少于5人，合格率95%（合格90分）。储存质量10项、控感6项、其他4项。	专人管理，严格执行手卫生。环境整洁，无卫生死角。	储存质量 10项				
	无菌物品存放区存放环境，温度低于24℃，湿度低于70%，每日空气净化2次。					
	无菌物品经检查符合要求方能进入储存区存放。					
	无菌物品分类放置，位置固定，标识清楚，按有效期顺序排列，遵照先进先出的原则。货架摆放符合要求。					
	一次性无菌物品拆除外包装后，方可进入无菌物品储存区。					
	无菌物品存放架离地面高度≥20cm，离墙≥5cm，距天花板≥50cm。					
	每日检查无菌物品有效期。					
	到效期物品必须经过重新清洗、消毒、灭菌处理。					
	物品管理规范，交接记录齐全，物品无丢失。					
	根据无菌物品基数，及时补充。					
	控制院内感染措施到位，各项记录齐全。	控感6项				
	每月度对无菌物品储存区进行环境卫生学监测，结果符合规范要求，记录完整。					
	缓冲间门处于关闭状态。					
	无菌物品冷却时间大于30min。					
	发放无菌物品时严格执行查对制度。					
	植入物生物监测合格后发放，提前放行需填写提前放行清单。					
	临床借物品名、数量登记齐全、归还及时清账。	其他4项				
	本岗制度、职责、流程及规范熟练掌握。					
	班后安全检查，关闭水、电、门窗。					
	首接负责制，每班进行记录交班。					

检查人：

内容	收送岗质量要求	时间						
		姓名						
每次抽样人不少于3人，合格率95%（合格90分）班前准备9项，工作中10项，收4岗3项，班后3项。	工作人员着装符合要求。佩戴胸牌。	班前准备9项						
	工作人员服务态度热情，临床无投诉。							
	回收间、发放间、辅助区环境整洁，无卫生死角，保洁记录齐全。							
	下收人员严格执行标准预防措施。							
	下收车、密闭箱及时清洗消毒，干燥保存。							
	特殊感染器械及时清洗消毒双层袋封闭包装、干燥保存、单独回收。							
	回收车用后及时清洗消毒，干燥保存。下送车辆检查维修及时。							
	严格按照下收下送路线清点、送物。							
	回收物品不得任意下送，精细、锐器、精密贵重器械分类交接。							
	回收及时，记录完整、准确，与实物相符。	工作中10项						
	当回收物单与回收的物品不符时，能及时和临床沟通。							
	回收过期复消物品及时与交接责任人交接清楚。							
	首次回收特殊物品时，应索要说明书，登记注明处理方式、签字。							
	污染严重、器械不佳的物品建议科室做预处理。							
	精密器械回收必须有保护性措施。							
	下送及时、准确、有完整的记录。							
	每次完成当班工作，无遗留。							
	发出的无菌物品无返回无菌库。							
	和清洗人员交接仔细、认真核对（科室、名称、数量）。							
	正确执行外来器械发放流程。							
	收4岗工作前移至手术室，按时到岗。	收4岗工作3项						
	收4岗及时清点手术结束后的器械，并做好预处理，登记准确无误，不影响回收。							
	收4岗发现问题及时和手术室进行沟通解决。							
	加急物品能及时回收、发放。							
	班后安全检查、关闭水、电、门窗。	班后3项						
	首接负责制，每班进行记录交班。							

检查人：

283

附录二 外来医疗器械管理表格

外来医疗器械常规接收清洗消毒记录表

患者及手术信息	使用科室		手术时间：年 月 日	
	患者姓名		性别：	年龄：	住院号：
	手术名称				手术医生：

接收信息	器械	供应商	器械名称：	器械总件数：____件
	植入物	盒数	有□ 无□	名称及数量：
	动力工具		有□ 无□	名称及数量：
	其他			
	送货者：		电话：	接收者：
	器械接收时间：年 月 日 时 分			

清洗消毒信息	器械	手工清洗消毒	时间 至	操作者：
		机械清洗消毒记录详见	号机 次	
	植入物	手工清洗消毒	时间 至	操作者：
		机械清洗消毒记录详见	号机 次	
	动力工具	手工清洗消毒	时间 至	操作者：
		机械清洗消毒记录详见	号机 次	
	其他	手工清洗消毒	时间 至	操作者：
		机械清洗消毒记录详见	号机 次	

外来医疗器械使用后清洗消毒交还记录表

患者及手术信息	使用科室	手术时间：　年　月　日	住院号：
	患者姓名	性别：	年龄：	手术医生：
	手术名称：		
使用后清洗消毒信息	器械	手工清消消毒　□	
		机械清洗消毒记录详见　　　　号机　　　　次	操作者：
	植入物	手工清洗消毒　□	
		机械清洗消毒记录详见　　　　号机　　　　次	操作者：
	动力工具	手工清消毒　□	
		机械清洗消毒记录详见　　　　号机　　　　次	操作者：
	其他		
	器械	供应商	器械名称：
		盒数	器械总件数：　　　件
	植入物	有　□　　无　□	名称及数量：
	动力工具	有　□　　无　□	名称及数量：
	其他		
交还信息	收货者：	收货者电话：	
	器械交还时间：　　年　月　日　时　分		交还者：

285

外来医疗器械包装灭菌记录单

患者及手术信息
使用科室：	手术时间：　　年　月　日
患者姓名：	性别：　　年龄：　　住院号：
手术名称：	手术医生：

接收信息
器械名称：
- 器械　　　盒数：　　器械总件数：　　件
- 植入物　　有□　无□　名称及数量：
- 动力工具　有□　无□　名称及数量：
- 其他

供应商：　　　　电话：
送货者：　　　　接收者：
器械接收时间：　年　月　日　时　分

包装信息
类别	数量
器械　　　棉布□　无纺布□　纸塑袋□　特卫强□	
植入物　　棉布□　无纺布□　纸塑袋□　特卫强□	
动力工具　棉布□　无纺布□　纸塑袋□　特卫强□	
其他　　　棉布□　无纺布□　纸塑袋□　特卫强□	

灭菌信息
- 器械　　　压力蒸汽灭菌□　环氧乙烷灭菌□　过氧化氢等离子灭菌□　记录详见：号锅　次　操作者：
- 植入物　　压力蒸汽灭菌□　环氧乙烷灭菌□　过氧化氢等离子灭菌□　记录详见：号锅　次　操作者：
- 动力工具　压力蒸汽灭菌□　环氧乙烷灭菌□　过氧化氢等离子灭菌□　记录详见：号锅　次　操作者：
- 其他　　　压力蒸汽灭菌□　环氧乙烷灭菌□　过氧化氢等离子灭菌□　记录详见：号锅　次　操作者：

放行信息
常规□　提前□　　提前放行原因：　　手术医生：
生物监测结果通知时间：　　通知者：

交接信息
发放者：　　手术室接收者：　　时间：年　月　日　时　分

外来医疗器械使用后清洗消毒及交还记录表

患者及手术信息

使用科室：	手术时间：年 月 日
患者姓名	性别： 年龄： 住院号：
手术名称：	手术医生：

使用后清洗消毒信息

器械	手工清洗消毒 □		操作者：
	机械清洗消毒记录详见	___号机 ___次	
植入物	手工清洗消毒 □		操作者：
	机械清洗消毒记录详见	___号机 ___次	
动力工具	手工清洗消毒 □		操作者：
	机械清洗消毒记录详见	___号机 ___次	
其他	供应商	盒数	器械名称：

交还信息

器械	有 □	无 □	器械总件数： ___件
植入物	有 □	无 □	名称及数量：
动力工具	有 □	无 □	名称及数量：
其他			

收货者： 收货者电话： 交还者：

器械交还时间： 年 月 日 时 分

附录四　试用器械责任告知协议

各临床医技科室：

WS310—2016《医院消毒供应中心》是从诊疗器械相关医院感染预防与控制的角度，对医院消毒供应中心的管理、操作、监测予以规范的标准。

WS310—2016 第二部分清洗消毒及灭菌技术操作规范规定：设备、器械、物品及耗材使用应遵循生产厂家的使用说明或指导手册。

科室因教学、科研、前期调研需对试用器械进行清洗消毒及灭菌处理，请务必提供使用说明，以便进行后续处理。如不能提供使用说明，请与生产厂商联系，填写"器械清洗消毒灭菌说明备案表"。

我科室将按照备案表要求进行处理，由此引起的一切不良后果由使用科室负责。

消毒供应科

附录五 消毒供应中心各岗清洁消毒保养执行单

(一)

组别：包装组

日期	地面	物表	清洁用品	空气净化机		空调		传递窗消毒				塑封机 擦拭	消毒液测试(500mg/L)	执行签名
				表面滤网	换杀菌网 7:00~8:00 17:00~18:00	表面	滤网	8:00~8:30		16:30~17:00				
								东	西	东	西			

注：每天执行打√表示，空气净化机以及传递窗消毒后填写累计时间。

组别：低温灭菌组 (二)

设备名称	环氧乙烷灭菌器								过氧化氢等离子灭菌器			低温甲醛蒸汽灭菌器					空调		传递窗消毒				其他				执行签名
	擦拭表面	清洁腔体	排水口1号	清洁门体	垫圈	除锈	除垢	时间校正周一	擦拭表面	清洁积液盒1号	时间校正周一	擦拭表面	清洁腔体	清洁门体	垫圈	时间校正周一	表面	过滤网1号	擦拭表面				地面	物表	清洁物品	消毒液测试	
																			8：30~9：00		14：00~14：30						
日期																			东	西	东	西					

注：每天执行打√表示，传递窗消毒后填写累计时间，EO排水、H_2O_2积液盒、空调过滤网每月1号处置，各灭菌器时间校正每周一处置！

(三)

组别：发放组

日期	时间	地面	物表	清洁用品	下送车	消毒液测试 500mg/L	执行签名	日期	时间	地面	物表	清洁用品	下送车	消毒液测试 500mg/L	执行签名

注：每天执行打√表示，每日清洁2次。

(四)

组别：敷料组

日期	地面	物表	物品	空调	执行者签名	日期	地面	物表	物品	空调	执行者签名

注：每天执行打√表示，每日清洁2次，使用500mg/L的有效氯。

（五）

组别：库房管理

日期	时间	清洁物品		温度/℃		湿度/%		空调		消毒液擦拭	执行签名
		地面	物表	8:00	16:00	8:00	16:00	表面	滤网	500mg/L	

注：每天执行打√表示。

组别：清洗组

(六)

日期	时间	地面	物表	清洗用具	清洁用品	传递窗	防护用品	密闭箱	储液盒	清洗槽	消毒液测试 1000mg/L	空气净化机 11:00~12:00	空气净化机 16:00~17:00	执行签名

注：每天执行打√表示，空气净化机消毒后填写累计时间。

组别：无菌物品储存区

(七)

日期	时间	地面	物表	清洁物品	温度 8:00	温度 16:00	湿度 8:00	湿度 16:00	空调 表面	空调 滤网周一	空气净化机 8:00~9:00	空气净化机 16:00~17:00	空气净化机 表面	空气净化机 滤网周一	消毒液 500mg/L	执行签名

注：每天执行打√表示，空气净化机消毒后填写累计时间。

组别：清洗组 （八）

设备名称	部位			执行签名
超声清洗机	表面			
	腔体			
	排水			
煮沸消毒机	表面			
	腔体			
	排水			
全自动减压沸腾机	表面			
	腔体			
	旋转臂			
蒸汽清洗机	表面			
	管道排水			
水处理机	表面			
	管道			
	排水			
	储水箱			
	过滤器			
	置换剂每周一			
	电导率一			
	电导率二			
低温干燥柜	表面			
	腔体			
干燥柜	表面			
	腔体			
空气净化机	表面			
	过滤网每周一			
空调	表面			
	过滤网每周一			
空压机	表面			
	排积水每周一			
日期				

注：每天执行打√表示，置换剂根据用水量随时添加。

(九)

组别：灭菌组

设备名称	1#灭菌器						1#空气压缩机					1#蒸发器		2#灭菌器						2#空气压缩机					2#蒸发器		空调		其他				执行者
日期	表面	腔体	排气口	垫圈	除锈除垢	时间校对每周一	表面	排积水每周一	除锈除垢	开关	连接管	表面	排积水每周一	表面	腔体	排气口	垫圈	除锈除垢	时间校对每周一	表面	排积水每周一	除锈除垢	开关	连接管	表面	排积水每周一	表面	过滤网每周一	地面	物表	清洁用品	消毒液测试	

注：每天执行打√表示，时间校对、空压机排积水、空调过滤网、蒸汽发生器排积水，每周一处理。

附录六 消毒供应中心各岗设备保养执行单

洁车、筐清洁消毒及厅内卫生记录表

时间：年 月

日期	接班车、筐数/个	上午清洁消毒车、筐数/个	上午清理厅内卫生时间	签名	下午清洁消毒车、筐数/个	下午清理厅内卫生时间	签名

全自动清洗消毒器保养记录本

日期																																
清洗机	1#	2#	3#	4#	1#	2#	3#	4#	1#	2#	3#	4#	1#	2#	3#	4#	1#	2#	3#	4#	1#	2#	3#	4#	1#	2#	3#	4#	1#	2#	3#	4#
面板																																
过滤网																																
指示灯																																
门活动																																
门封																																
喷臂																																
滴漏																																
装载车架																																
运行状态																																
登记人																																
备注 （日期、 故障代码、 故障原因、 维修人）	1#																															
	2#																															
	3#																															
	4#																															

洁净屏保养记录本

日期	洁净屏		面板		入风口		出风口		初效滤网		安置		运行状态		记录人	
	1#	2#	1#	2#	1#	2#	1#	2#	1#	2#	1#	2#	1#	2#	1#	2#

备注（日期、故障原因、维护人）	
1#	
2#	

干燥柜保养维修记录

日期	外表	腔体	滤器	加热管	故障原因	维修人	记录人	备注

环氧乙烷灭菌器保养维护记录

日期	面板	腔体	过滤器	指示灯	门活动	门封	加水	机器保养	装载篮筐	保养人	故障现象/原因	维修人	登记人	备注（更换配件）

过氧化氢等离子灭菌器保养维护记录

日期	面板	腔体	打印纸	指示灯	门活动	触屏	故障原因	处理措施	维修人	登记人

压力蒸汽灭菌器保养维护记录

日期	面板	腔体	门封	指示灯	门活动	过滤网	打印纸	滴漏	装载车架	故障现象	处理措施	维修人	登记人

水处理机日常运行保养记录

日期	主夜班							维保班		
	1号机	2号机	电导率测试	关机时间（前夜）	置换箱清洁	开机时间（后夜）	签名	加盐	加水	故障原因及维修	登记人

备注：记录时间为24h制；电导率单位≤15μS/cm(25℃)。

水处理机日常运行保养记录

日期	主夜班							维保班		
	1号机	2号机	电导率测试	关机时间（前夜）	置换箱清洁	开机时间（后夜）	签名	加盐	加水	故障原因及维修	登记人

备注：记录时间为24h制；电导率单位≤15μS/cm（25℃）。

附录七 陕西省消毒供应不良事件分级标准

1. 范围：

本标准对医疗机构消毒供应中心工作中出现的不良事件进行了分级分类、上报流程、上报内容及上报时限规定。

本标准适用于陕西省各级医疗机构。

2. 规范性引用文件：

下列文件对于本文件的应用是必不可少的。凡是标注日期的引用文件，仅所注日期的版本适用于本文件。凡未标注日期的引用文件，其最新版本(包括所有的修改单)适用于本文件。

S/T 311　医院隔离技术规范

WS 310.1　医院消毒供应中心第 1 部分：管理规范

WS 310.2　医院消毒供应中心第 2 部分：清洗消毒及灭菌技术操作规范

WS 310.3　医院消毒供应中心第 3 部分：清洗清毒及灭菌效果监测标准

S/T 367　医疗机构消毒技术规范

S/T506　口腔器械清洗消毒及灭菌技术操作规范

S/T 507　软式内镜器械清洗消毒及灭菌技术操作规范

T/CHAS 10-4-6-2018　中国医院质量安全管理第 4-6 部分-医疗管理医疗安全(不良)事件管理

医疗器械不良事件监测和再评价管理办法(试行)(国食药监械〔2008〕766 号)

医疗质量安全事件报告暂行规定(卫医管发〔2011〕4 号)

硬式内镜器械清洗消毒及灭菌技术操作指南

眼科手术器械清洗消毒及灭菌技术操作指南

外来医疗器械清洗清毒及灭菌技术操作指南

药品不良反应报告和监测管理办法(中华人民共和国卫生部令第 81 号)

中华人民共和国侵权责任法(中华人民共和国国务院令第 21 号)

医疗纠纷预防与处理条例(中华人民共和国国务院令第701号)

医疗器械监督管理条例(国务院令第650号)

AAMIST79医疗设备蒸汽消毒和灭菌保证综合指南。

3. 术语和定义：

下列术语和定义适用于本文件。

(1)消毒供应不良事件(central sterile supply adverse event)：指在消毒供应工作中任何可能影响医院工作正常运行、影响患者诊疗效果、增加患者痛苦和负担，并可能引发相关纠纷或事故及工作人员安全的事件。

(2)职业暴露(occupational exposure)：由于职业关系而暴露在危险因素中，从而有可能损害健康或危及生命的一种情况。如在工作中接触有毒、有害物质，或传染病病原体等。

(3)锐器伤(sharp instrument injury)：指在工作中的医疗废弃物、玻璃制品、针头以及手术器械、其他锐利物品刺伤或者割伤皮肤。

(4)烧伤(burn)：指在工作中由火焰、热液、高温气体、激光、炽热金属、电或化学物质所致的损伤。

(5)清洗质量不合格(equipment cleaning quality is not up to standard)：重复使用的诊疗器械、器具和物品经过清洗、消毒、灭菌后，仍有可见的污染物，如血渍、污渍、异物等。

(6)器械组装错误(equipment error)：重复使用的诊疗器械、器具和物品经过包装后，器械种类、数量、规格等不正确。

(7)硬质容器安全闭锁装置(rigid container safety locking device)：在开关硬质容器的操作部位之间用互相制约或联动的机械构造来区分灭菌过程的装置。

(8)标识缺陷(identify error)：重复使用的诊疗器械、器具和物品经过包装后，包外标识信息错误、缺项、信息模糊不清等。

(9)灭菌失败(sterilization fai lure)：指待灭菌包经过灭菌后，发生湿包、物理监测和(或)化学监测和(或)生物监测不合格。

(10)灭菌监测缺陷(sterilization monitor ing error)：重复使用的诊疗器械在灭菌环节中，物理、化学、生物监测等未按照相关标准和(或)灭菌器指导手册或说明书执行。

(11)湿包(etpack)：经灭菌和冷却后，肉眼可见包内或包外存在潮湿、水珠等现象的灭菌包。

(12)供应延迟(delayed release of ster ile package)：消毒、灭菌物品未按规定或约定时间供应。

（13）追踪缺陷（tracking defects）：因包外标识缺陷或信息系统故障，导致灭菌过程和结果的关键要素记录不可识别、查询。

4. 分级标准：

（1）分级原则：根据事件发生的严重性及对诊疗活动、患者生命造成的后果进行分级。

（2）事件分级：分为4级。

Ⅰ级：（警告事件）因违规操作、消毒灭菌不合格、发生职业暴露等导致医院感染暴发、人员死亡或造成永久性功能丧失。

Ⅱ级：（不良后果事件）因违规操作、消毒灭菌不合格、发生职业暴露等而非疾病本身造成的患者机体与功能损害。

Ⅲ级（无后果事件）：虽然发生了违规操作、消毒灭菌不合格、职业暴露，导致诊疗活动延迟，但未给患者机体与功能造成任何损害，或有轻微损害而不需任何处理可完全康复。

Ⅳ级（隐患事件）：虽然发生了违规操作、消毒灭菌不合格，但是及时发现错识，未形成事实。

（3）损害程度：参照原国家卫计委《医疗安全（不良）事件/错误报告》内九级损害界定分级。

5. 分类标准：

（1）流程环节不良事件：①回收环节：预处理不规范、特殊感染器械使用后处置不规范等。②清洗及消毒环节：清洗质量不合格、消毒质量不合格等。③检查及包装环节：器械组装错误、器械功能不良、包装材料选择错误、包装方式错误、封包缺陷、标识缺陷等。④灭菌及监测环节：灭菌方式选择错误、灭菌程序选择错误、灭菌失败、灭菌监测缺陷、追踪缺陷等。⑤储存及发放环节：发放缺陷、供应延迟等。

（2）设备设施不良事件：设备故障、水管爆裂、蒸汽泄漏、环氧乙烷气体泄漏、甲醛气体泄漏、过氧化氢液体泄漏、过氧乙酸液体泄漏、灭菌器爆炸等。

（3）职业暴露：污染物喷溅、锐器伤、烧伤、噪音、有毒化学物品的伤害等。

（4）意外事件：跌倒、扭伤、砸伤、转运意外（碰撞人、车、物）、触电、火灾、自杀、贵重及精密器械损坏或丢失等。

（5）其他：外来医疗器械、植入物等使用说明书缺失或不完整，以及除上述分类外的不良事件。

6. 事件报告：

（1）报告原则：Ⅰ、Ⅱ级事件采取强制性上报。Ⅲ、Ⅳ级事件鼓励上报。

（2）报告方式：口头报告、书面报告和信息网络报告等。

（3）报告内容：报告时间、报告人、联系电话、事件级别、事件类别、事件经过、原因分析、整改措施等。

（4）报告流程：报告流程遵循相关规定执行，具体上报流程参考附录C。

（5）报告时限：Ⅰ级、Ⅱ级不良事件应在处理事件的同时先口头上报相关部门，在24h内补填不良事件报告表；Ⅲ级、Ⅳ级不良事件的报告时间参照各医疗机构相关规定执行。

（6）报告部门：遵循国家及本单位不良事件上报规定。

相关内容见附录A、B、C。

附录 A
消毒供应流程环节不良事件分类
（资料性附录）

序号	项目	内容
01	回收缺陷	（1）预处理不规范，包括：一次性锐器未丢弃、精密器械未保护、明显污染物等。 （2）特殊感染器械、器具和物品未使用双层黄色塑料袋封扎、未单独放置、无标识等。
02	清洗质量不合格	器械有可见的污垢或/和异物。
03	消毒质量不合格	消毒方式选择错误、消毒剂浓度或/和时间不正确。
04	器械组装错误	经过包装后，器械种类、数量、规格等不正确，包括： （1）器械组中的单个器械未按照制造商的指示组装或拆卸； （2）实际组装的器械总数小于预先设定的配置——缺少器械； （3）实际组装的器械总数超过预先设定的配置——多装器械； （4）在器械总数与预先设定的配置相同的情况下，器械规格、种类不同——器械互换。
05	器械功能不良	器械有缺陷，包括结构、功能、外观缺陷： （1）缺损、裂纹、变形等； （2）锋利度不良、锐利度不良、咬合度不良、锁扣不严密、轴节不灵活、管腔不通畅/漏气漏液、视物异常、漏电等； （3）变色、腐蚀等。

序号	项目	内容
06	包装材料缺陷	(1)包装材料质量不合格，包括：材质不合格、清洗不合格、破损等； (2)选择错误，包括：与灭菌方式不符、与包内器械不匹配等。
07	包装方式错误	待灭菌包重量/大小规格不符合规范要求、手术器械单层包装或双层一次包装、未按照闭合式或密封式包装方式包装等。
08	封包缺陷	未封包、封包不严密或不规范、硬质容器无安全闭锁装置、安全闭锁装置未完全锁扣或性能不良等。
09	标识缺陷	包外标签缺失、信息缺项/错误、信息模糊不清等。
10	灭菌方式选择错误	灭菌方式与包内器械或(/和)包装材料不兼容等。
11	灭菌程序选择错误	未遵循灭菌器及器械生产厂家的使用说明、灭菌程序与包内器械不匹配等。
12	灭菌失败	物品经过灭菌后，出现以下任何1种情况： (1)湿包； (2)物理监测不合格：物理监测与预先设定的参数不符； (3)化学监测不合格：批量监测化学指示卡或包内化学指示卡未变色、变色不合格或未达到预先设定的结果； (4)生物监测不合格：对照管及试验管双阳性或双阴性。
13	灭菌监测缺陷	(1)BD监测：未按规范监测、程序选择错误、监测失败未处理； (2)物理监测：物理参数不合格放行； (3)化学监测：包内外化学指示物缺失、与灭菌方式不兼容、包内化学指示物未放置在最难灭菌部位、未做批量监测、化学指示物变色不合格放行。 (4)生物监测：未做生物监测、监测频次不规范、操作方法错误、生物指示剂与灭菌方式或(/和)监测设备不兼容、生物监测阳性未及时召回。
14	发放缺陷	(1)放行未经灭菌的物品、过期包、湿包、破损包、霉变包等。 (2)物品发错科室、种类、规格、数量等。
15	供应延迟	消毒、灭菌物品未按约定的时间供应。
16	追踪缺陷	信息标签不可识别、灭菌过程和结果的关键要素记录不可查询等。

附录 B
消毒供应不良事件上报表
（资料性附录）

报告日期_____年____月____日

上报资料：
1. 报告人：姓名_____ 联系电话_____
2. 事件分级： □Ⅰ级　　□Ⅱ级　　□Ⅲ级　　□Ⅳ级
   事件类别：A. □流程环节不良事件
   　　　　　　　□回收环节　　　□清洗及消毒环节　　□检查及包装环节
   　　　　　　　□灭菌及监测环节　□储存及发放环节
   　　　　　B. □设备设施不良事件
   　　　　　C. □职业暴露
   　　　　　D. □意外事件
   　　　　　E. □其他
3. 发生时间：
4. 发生地点：

患者资料：
1. 科室_____　2. 姓名_____　3. 性别_____
4. 年龄_____　5. 住院号（ID 号）_____　6. 诊断_____

事件经过：

原因分析：

整改措施：

附录 C
消毒供应不良事件上报流程

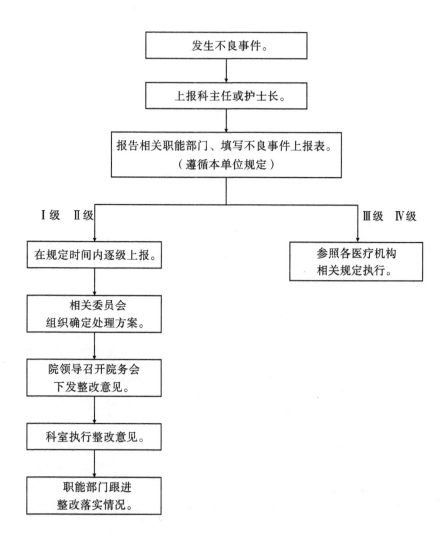

附录八　新型冠状病毒感染疫情防控方案

目前新型冠状病毒疫情呈暴发状态，消毒供应科根据医院《新型冠状病毒感染的肺炎医院感染防控方案（试行）》规定，结合消毒供应科工作特点，对可重复使用器械、器具和物品及环境等制定以下防控方案。

1. 可重复使用器械、器具和物品处理流程：

（1）医院在收治疑似病例时，尽量使用一次性医疗器械、器具或物品。

（2）为防止新型冠状病毒污染器械，在存放和运送过程中污染环境及工作人员，使用后的器械、器具和物品使用现场放入双层黄色医疗垃圾袋中，包外标明"特殊感染器械"字样，有效结扎封口，由消毒供应科专人专用转运箱密闭回收运送至消毒供应科去污区。

（3）器械、器具和物品应先消毒，后清洗，再灭菌。消毒采用1000～2000mg/L的含氯消毒剂浸泡消毒≥30min，有明显污染物时可采用2000～5000mg/L的含氯消毒剂浸泡消毒≥30min。然后按规定清洗、灭菌。

（4）医用织物应由洗涤公司按照感染织物清洗流程清洗消毒，送消毒供应科高温灭菌，灭菌程序选织物类灭菌程序。

2. 清洗及运送工具、环境清洁消毒：

（1）清洗及运送工具固定使用，专区存放。

（2）清洗工具用后及时消毒，可选用1000mg/L的含氯消毒剂浸泡或擦拭消毒，作用30min后用流动水冲洗或清水擦拭干净，干燥存放；也可选用热力消毒处理，每日工作结束后终末消毒。

（3）运送工具处理：转运箱或下送车可选用1000mg/L的含氯消毒剂擦拭消毒，作用30min后用清水擦拭，干燥存放。

（4）去污区台面、仪器设备物表无血迹等明显污染时用1000mg/L的含氯消毒剂擦拭，作用30min后用清水擦拭干净；地面用1000mg/L的含氯消毒剂湿式拖地。

（5）以上物品如有血液等明显污染物污染时，使用2000～5000mg/L的含氯消毒剂浸泡消毒或擦拭，作用 30min 后用清水擦拭干净。

（6）做好消毒液浓度监测及清洗消毒记录。

3. 空气消毒：

（1）开窗通风，保持空气流通。

（2）有新风系统区域需保证机组在正常运行状态。

（3）去污区域使用空气消毒机或紫外线进行空气消毒。

（4）做好记录。

4. 工作人员的个人防护措施：

（1）各区员工严格按照本区域穿戴要求做好个人防护。去污区人员个人防护要求：穿戴工作帽、双层手套、医用防护口罩、工作服和防护衣，进行器械刷洗时必须穿戴护目镜或者防护面罩；口罩应正确佩戴遮住口鼻。

（2）气溶胶防护。器械清洗时应在水面下清洗，如用高压气枪吹干器械时需在防雾罩内吹干或用吸水巾挡隔，防止气溶胶污染。

（3）当口罩、护目镜、隔离衣等防护用品被血液、体液、分泌物等污染时，应及时更换清洗消毒。

（4）一次性个人防护用品应一次性使用，不可重复使用。

（5）手卫生：洗手是预防交叉感染最简单、最有效、最方便、最经济的方法。应遵守七步洗手法和手卫生指征：接触清洁物品前、发放无菌物品前、处理污染物品后、接触下收物品后、接触污染环境后都必须清洗消毒双手。